AF367808

CONTRIBUTION AU DIAGNOSTIC ET AU TRAITEMENT CHIRURGICAL

DES

KYSTES HYDATIQUES DU FOIE

PAR

Le Dr E. POTHERAT

Ancien interne en médecine et chirurgie des Hôpitaux de Paris
Prosecteur à la Faculté
Membre adjoint de la Société anatomique
Membre de la Société médico-pratique de Paris

PARIS

G. STEINHEIL, ÉDITEUR

2, RUE CASIMIR-DELAVIGNE, 2

1889

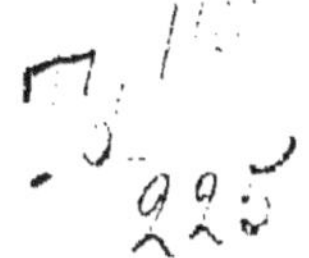

A LA MÉMOIRE DE MON GRAND-PÈRE

A LA MÉMOIRE DE MON PÈRE

A MA GRAND'MÈRE

A MA MÈRE

A TOUS LES MIENS

A MES AMIS

PARTICULIÈREMENT A MES COLLÈGUES DE L'INTERNAT

ET DE L'ÉCOLE PRATIQUE D'ANATOMIE

A M. LE PROFESSEUR TRÉLAT

Professeur de clinique chirurgicale à la Faculté
Chirurgien de la Charité
Membre de l'Académie de médecine
Officier de la Légion d'honneur

A M. LE PROFESSEUR GUYON

Professeur de pathologie externe à la Faculté
Chirurgien de Necker
Membre de l'Académie de médecine
Chevalier de la Légion d'honneur

A M. LE PROFESSEUR DAMASCHINO

Professeur de pathologie interne à la Faculté
Médecin de Laënnec
Membre de l'Académie de médecine
Chevalier de la Légion d'honneur

A TOUS MES MAITRES

INTRODUCTION

La question du traitement des kystes hydatiques du foie a été bien des fois agitée, et jusqu'en ces dernières années, elle a été très diversement résolue. Cependant, peu à peu, le jour s'est fait au milieu des opinions contradictoires, et aujourd'hui les dissidences et les oppositions de méthodes sont moins vives. Peut-être même quelques critiques trouveront-ils qu'après les travaux très importants et très complets qui ont été produits sur ce sujet, la question est vidée et ne mérite plus de retenir l'attention des chirurgiens. Il suffit pourtant de parcourir un travail tout récent (1) pour constater que la question n'est pas aussi complètement élucidée qu'on pourrait le croire. Et d'ailleurs, il n'est de point, si étudié qu'il soit, qui ne laisse, en pathologie, à glaner quelque chose d'utile à celui qui observe attentivement les faits nouveaux qui se sont présentés à son examen. Aussi, avons-nous pensé, que nous pourrions, si tard que nous soyions venu dans la carrière, tirer de ce sujet du traitement des kystes hydatiques du foie, un travail digne de quelque intérêt. D'ailleurs, il y a longtemps que ce sujet hante notre esprit ; pendant tout le

____

(1) DEMARS. *Traitement des kystes hydatiques du foie.* Th. de Paris 1888.

cours de nos études, nous avons observé des cas de cette affection ;
nous avons vu appliquer à leur traitement presque toutes les
méthodes qui ont été tour à tour ou simultanément préconisées.
Dans tous les cas que nous avons suivis, la guérison est survenue.
Il semble donc que nous devions rester très indécis au milieu de ces
méthodes également efficaces. Il n'en est rien, et nous pouvons le
dire dès maintenant, une seule d'entre elles, à l'exclusion presque
absolue de toutes les autres, a conquis nos suffrages : c'est la
méthode sanglante aseptique.

Cette méthode, en effet, est devenue, pensons-nous, la méthode de
choix dans le traitement des kystes hydatiques du foie et les tentatives nouvelles pour la faire abandonner n'arriveront qu'à conso-
lider sa prise de possession. Il y a longtemps déjà que médecine
et chirurgie ont sur ce terrain des fortunes diverses. En effet, bien
des années se sont écoulées depuis l'époque où Récamier et Bégin
ont tenté d'appliquer aux kystes du foie le traitement chirurgical.
Mais il leur manquait un appoint considérable, faute duquel le traitement chirurgical fut presque abandonné ou constamment modifié.
Cet appoint décisif, l'asepsie chirurgicale l'apporta. Et on peut dire
aujourd'hui que le traitement des kystes hydatiques du foie est
devenu un chapitre de cette chirurgie abdominale que l'asepsie a
faite si merveilleusement curative. C'est d'hier presque que date cette
révolution, et cependant, tels sont les progrès qu'elle a permis à la
chirurgie de réaliser, qu'il semble, à voir les résultats, qu'une longue
suite d'années les ait produits.

Nous avons, depuis le début de nos études, assisté à presque toute
cette évolution. Nous avons entendu l'écho de ces temps malheureux
où le chirurgien ou bien n'osait pas ouvrir la cavité abdominale, ou
bien ne l'ouvrait qu'à contre-cœur, la main tout à fait forcée, presque
certain qu'il était de voir, malgré ses efforts, la mort survenir. Et les
chirurgiens d'alors auraient pu dire, parodiant avant la lettre une
parole illustre : « le péritoine, voilà l'ennemi ».

En réalité, l'ennemi n'était pas le péritoine, mais bien l'agent infec-
tieux qui trouvait à la surface de la séreuse plus que dans tout autre
tissu, un vaste champ pour l'absorption et par suite pour l'infection
de l'organisme. Mais cette vérité était dans les limbes, et il fallut
qu'un Pasteur la mit en lumière pour que l'antisepsie listérienne
d'abord, puis l'asepsie chirurgicale vinssent transformer la chirurgie

au point, en ce qui touche notre sujet, que le chirurgien, non seulement ne se laisse plus forcer la main pour ouvrir l'abdomen, mais qu'il va délibérément, pour le plus grand bien du malade, y chercher le mal et l'enlever ou le détruire.

Cette rapide et si heureuse transformation était bien faite pour nous encourager à choisir, de préférence à bien d'autres, ce sujet de thèse inaugurale.

Le traitement chirurgical aseptique des kystes hydatiques du foie a été étudié avant nous, et a fait le sujet de travaux très importants. Il nous suffira de citer la thèse de notre ancien collègue Braine, les articles de MM. Poulet et Reclus, la revue de M. Baudouin dans le *Progrès médical* de 1887, etc. Ces travaux ont montré les avantages de cette méthode de traitement, et l'ont, on peut le dire, définitivement établie. Depuis l'époque de leur apparition, des perfectionnements ont cependant été apportés à la méthode générale, les faits se sont multipliés, des communications importantes ont été produites, soit à la Société de chirurgie de Paris, soit au troisième congrès de chirurgie de langue française.

Ce sont ces perfectionnements, l'écho de ces communications, et plusieurs faits nouveaux, que nous avons voulu apporter ici ; nous y avons été puissamment encouragé par notre bien cher maître M. le professeur Trélat, qui nous a montré dans son service de la Charité les bienfaits de la méthode et aussi, par notre cher maître, M. le Dr Segond, qui a bien voulu nous communiquer quelques-uns des faits encore inédits de sa pratique véritablement étendue des kystes hydatiques du foie. Il a bien voulu encore nous faire connaître quelques-unes des vues particulières qu'il a sur le sujet et qu'il exposera bientôt plus largement. Nous espérons que ce modeste travail en portera, à son grand bénéfice, le reflet.

Voici l'ordre que nous suivrons : Dans une première partie, nous étudierons le diagnostic des kystes hydatiques du foie, passant rapidement sur certains points bien connus, insistant particulièrement sur d'autres plus importants à notre point de vue. A ce propos, nous verrons la source de renseignements que peut nous fournir l'examen clinique des urines.

Dans la seconde partie, nous exposerons le traitement de l'affection, en nous étendant tout particulièrement sur le traitement chirurgical avec les modifications qu'on doit lui apporter suivant le siège de la tumeur.

Nous assignerons à celle-ci avec plusieurs des auteurs qui nous ont précédé, avec M. le professeur Trélat et M. le Dr Segond, et un peu contrairement à M. le Dr Terrillon [1] et au Dr E. Boeckel, quatre sièges. D'où quatre variétés :

1° Les kystes antéro-supérieurs.

2° Les kystes antéro-inférieurs.

3° Les kystes postéro-supérieurs.

4° Les kystes postéro-inférieurs.

Ces appellations se définissent d'elles-mêmes ; inutile donc de nous étendre davantage sur elles, et nous n'avons qu'à entrer de suite dans notre sujet.

Mais auparavant, nous songeons à un devoir qu'il nous est bien doux de remplir.

Jetant un regard derrière nous, nous revoyons les maîtres qui nous ont guidé dans la carrière, ce qu'ils ont fait pour nous, et nous ressentons l'inoubliable gratitude que nous leur avons vouée pour toujours.

C'est à la clinique chirurgicale de l'hôpital Necker, dans le service de M. le professeur Trélat, que nous avons commencé nos études ; successivement, bénévole, stagiaire, externe, puis interne de ce maître éminent par le savoir et l'habileté chirurgicale, c'est dans son service de clinique à la Charité, que nous avons achevé notre internat. C'est assez dire tout ce que nous devons à son vaste enseignement, et nous adressons l'expression de notre entière reconnaissance à ce vénéré maître qui a bien voulu encore nous faire l'honneur d'accepter la présidence de cette thèse.

M. le professeur Guyon nous a initié au traitement chirurgical des affections du système génito-urinaire ; il nous a montré que cette branche de l'art chirurgical nécessitait autant au moins que toute autre les qualités qui font le vrai chirurgien et l'habile opérateur. Nous adressons à ce savant maître nos plus sincères remerciements pour l'honneur qu'il a daigné nous faire en nous acceptant comme interne dans son service. Nous sommes fier d'être élève de cette école de Necker qui jette un si vif éclat sur la chirurgie française.

(1) Terrillon. *Leçons de clinique chirurgicale*. Paris, 1889.

(2) E. Boeckel. *Des kystes hydatiques supérieurs du foie. Gaz. hebdomadaire*, n° 6, 1889, p. 89.

Nous remercions bien sincèrement aussi M. le professeur Damaschino. Pendant les deux années, trop vite écoulées, que nous avons passées à Laënnec, comme externe d'abord, puis comme interne, il nous a familiarisé avec la clinique médicale. Dans son service si riche en ressources scientifiques de toutes sortes, et grâce à ses savantes et judicieuses leçons, nous avons pu étudier la pathologie interne proprement dite, les maladies du système nerveux, la pathologie infantile. Ce ne sont d'ailleurs pas seulement les leçons de ce savant maître qui ont fait naître la reconnaissance que nous lui avons, mais c'est aussi la bienveillance toute paternelle dont il n'a cessé de nous donner des preuves depuis l'époque où nous sommes devenu son élève.

Qu'il nous soit permis de payer ici le tribut d'un souvenir affectueux et reconnaissant à la mémoire d'un maître auquel nous devons beaucoup, et que la destinée moissonna trop tôt. J'ai nommé le Dr Gillette.

Ce que nous disions plus haut, dans le début de notre introduction au sujet de l'aimable obligeance de M. le Dr Segond à nous venir en aide dans notre travail, montre combien nous devons de reconnaissance à cet habile opérateur que nous avons eu la bonne fortune d'avoir deux fois pour maître. Qu'il daigne agréer nos plus vifs remerciements.

Parmi nos maîtres directs, nous comptons aussi M. le Dr Bouilly. Nous le remercions bien sincèrement de ses savantes leçons et de la bienveillance qu'il n'a cessé de nous témoigner, et dont il nous a donné encore une preuve à l'occasion de ce travail en nous fournissant de très utiles avis et d'importants matériaux.

Nos remerciements s'adressent encore à nos autres maîtres dans les hôpitaux, et aussi à nos maîtres de l'École pratique. M. le professeur Farabeuf nous a prodigué ses leçons et ses encouragements; nous lui en serons toujours reconnaissant. Le Dr Poirier, chef des travaux anatomiques, nous a souvent aidé de ses conseils éclairés, nous l'en remercions. Nous n'avons été que peu de jours l'interne de M. le Dr Berger à Tenon. Cela a suffi pour nous faire regretter de n'être pas resté plus longtemps son élève.

Il est encore d'autres maîtres que nous n'oublions pas dans l'expression de nos remerciements. Ce sont les Drs Reynier, Preugrueber, Tuffier, Chaput, Barette, Walther et Ricard. Nous adressons aussi nos remerciements à M. le Dr Gérard-Marchant qui a bien voulu nous communiquer deux observations inédites très intéressantes.

Il manque un nom à cette énumération des maîtres qui nous ont guidé, aidé, instruit dans le cours de nos études. Nous éprouvons une douce satisfaction à le prononcer, c'est celui de M. le Dr Campenon

Bien cher maître, ce n'est pas seulement la reconnaissance d'un élève à qui depuis huit ans passés vous prodiguez vos conseils et vos leçons que je vous apporte, c'est la reconnaissance sans bornes d'un cœur qui conserve pieusement le souvenir de l'appui qu'il a toujours trouvé près de vous, et particulièrement dans les circonstances pénibles et difficiles qu'il a eues à subir.

PREMIÈRE PARTIE

DIAGNOSTIC

Au point de vue du diagnostic, les kystes hydatiques du foie peuvent se présenter sous trois aspects différents :

1° Il n'y a pas de symptômes.
2° Il y a des symptômes, mais très incertains.
3° Il y a une tumeur.

I. — *Il n'y a pas de symptômes.*

On a plusieurs fois trouvé au cours d'une autopsie un ou plusieurs kystes hydatiques du foie que rien n'avait pu faire prévoir pendant l'existence du sujet. Ces kystes sont ordinairement petits, plus ou moins inclus dans le parenchyme; ils ne présentent d'autre intérêt que celui d'une trouvaille d'autopsie.

II. — *Il y a des symptômes mal définis.*

Ces symptômes sont nombreux; ce sont :
1° La *douleur de l'épaule droite.*
2° L'apparition d'une *urticaire* qu'aucune cause ne peut expliquer, urticaire survenant en dehors de toute intervention, et dont M. le professeur Dieulafoy avait pu dès 1877 réunir cinq observations (1).
3° Les *troubles de l'appareil digestif*, troubles très variables : difficultés des digestions, bizarreries de l'appétit, dégoût pour la viande,

(1) DIEULAFOY. Les kystes hydatiques et leur traitement. *Gaz. hebdom.*, 1877, n° 30.

dégoût pour les matières grasses sur lequel M. Dieulafoy insiste beaucoup (1).

Parfois, il y a des nausées, rarement des vomissements ; dans certains cas, de la diarrhée.

Il y a même des bizarreries très curieuses. C'est ainsi que M. le Dr Bouilly a observé chez un sujet atteint de l'affection dont nous nous occupons une diarrhée survenant à chaque repas, immédiatement après le repas, ou même pendant celui-ci. Ce phénomène pénible disparut d'ailleurs totalement avec la guérison du kyste (2). La *régurgitation des matières grasses* signalée par M. le Dr Dieulafoy n'est pas moins curieuse.

4° La tendance aux *hémorrhagies* par des voies diverses : épistaxis, hémoptysies, hématémèses, métrorrhagies surtout. Cette tendance avait déjà été indiquée par Trousseau (3) et Davaine (4). On l'a plusieurs fois signalée depuis. Nous ne l'avons observée dans aucun des cas que nous avons pu suivre, mais M. Bouilly citait encore tout récemment le cas d'une femme atteinte de kyste hydatique du foie, soignée à la Maternité, et qui présentait des métrorrhagies que rien du côté de l'utérus ne pouvait expliquer (5).

5° Citons encore l'apparition inexplicable d'une *pleurésie* sèche de la base, ou d'une pleurésie avec épanchement, de l'*ictère* ordinairement modéré, les phénomènes de *palpitation*, oppression, étouffement que n'explique aucune lésion pulmonaire ou cardiaque, etc.

Ces différents phénomènes acquièrent quelque importance quand ils se surajoutent à l'existence d'une tumeur abdominale, en ce sens qu'ils attirent l'attention de l'observateur vers le foie. Mais sans l'existence d'une tumeur, ils n'ont guère de signification. Ils peuvent se présenter dans toute autre affection du foie, ou même de l'estomac. Seule, l'apparition d'*éruptions orticées*, répétées et sans cause, a quelque valeur.

D'ailleurs, ces symptômes manquent souvent dans les kystes hydatiques du foie, et il est fréquent de voir des malades atteints de cette

(1. DIEULAFOY. *Traité de l'aspiration*, p. 67, et *Manuel de pathologie interne*, p. 220.

(2 BOUILLY. *Cours professé à la Faculté*, année 1888-89.

(3. TROUSSEAU. *Cliniques de l'Hôtel-Dieu*.

(4) DAVAINE. *Traité des entozoaires*, 2° édition, 1878.

(5) BOUILLY. *Cours de la Faculté*.

affection ne présenter, en particulier, aucun trouble digestif. Le diagnostic n'a donc guère à attendre de ces divers phénomènes incertains et très inconstants, et on peut dire que, réduit à ces seuls symptômes, le kyste hydatique du foie n'est pas chirurgical.

III. — *Il y a une tumeur.*

L'existence d'une tumeur présentant certains caractères que nous allons rappeler a beaucoup plus de valeur, et souvent une valeur *décisive*. Cependant, si l'existence d'une tumeur fait souvent facilement le diagnostic, il s'en faut que dans tous les cas il en soit ainsi. Nous verrons bientôt que des erreurs ont été commises nombre de fois.

Rappelons d'abord les caractères de cette tumeur :

A la palpation : elle est ordinairement lisse, uniforme, non bosselée, régulièrement arrondie, rarement étalée ; indolente en l'absence de complications inflammatoires.

Est-elle fluctuante cette tumeur qui contient du liquide ? Si nous lisons les observations nombreuses de kyste hydatique, souvent nous voyons que l'on indique une fluctuation très nette. Or, cela n'est pas tout à fait exact : tout d'abord, il y a des kystes contenant peu ou pas de liquide (kystes remplis d'hydatides filles), et peu propres, par conséquent, à fournir la fluctuation. D'autres ont une paroi épaisse, ont subi une dégénérescence ; mais même dans le cas d'une poche remplie de liquide, non seulement on n'a jamais la sensation de flot, mais il est fort rare que l'on ait une véritable fluctuation.

Ces tumeurs sont ordinairement tendues, et elles sont rénitentes, élastiques, non fluctuantes. C'est là un caractère sur lequel M. le professeur Trélat a beaucoup insisté il y a déjà longtemps, caractère sur lequel il est souvent revenu, et à fort juste raison, si nous en croyons les nombreux faits que nous avons observés nous-même.

Dans notre observation XLIV, cette rénitence était si grande, qu'il eût été difficile, en l'absence d'autres symptômes, d'affirmer que nous nous trouvions en présence d'une tumeur liquide.

L'indolence est encore, en l'absence de tout phénomène inflammatoire, un symptôme propre à cette tumeur. Il est remarquable de voir certains malades ayant une tumeur déjà notablement développée et n'ayant jamais souffert. C'était tout à fait le cas de deux de nos malades. Cette indolence cesse avec la suppuration du kyste.

La *percussion* fournit de la matité au niveau de la tumeur. Ordinairement, cette matité se continue sans interruption avec celle du foie. Cependant il s'en faut qu'il en soit toujours ainsi. Dans certains kystes observés à la face inférieure du foie, il peut exister entre le viscère et la tumeur une zone très nette de sonorité. C'est ce qui existait manifestement chez notre maître d'hôtel (obs. LIV) deux ou trois mois avant qu'il n'entrât à l'hôpital.

La percussion permet encore parfois de recueillir un signe particulier d'une grande valeur, mais qui, malheureusement, fait souvent défaut. Un doigt étant exactement appliqué sur la tumeur, on percute d'un coup sec ce doigt, et on perçoit un ébranlement vibratoire particulier que l'on a comparé (Dr Sade, 1876) aux vibrations d'un sommier élastique et connu sous le nom de *frémissement hydatique.* Ce frémissement, M. Bouilly nous l'a fait constater sur une malade du service de M. le professeur Trélat, à Necker (1881), malade dont nous allons donner l'observation que nous avons pu retrouver dans nos notes.

OBSERVATION I (PERSONNELLE ; RÉSUMÉE)

La nommée Eugénie X......, 28 ans. Kyste du foie saillant à l'hypochondre droit, datant de plusieurs années. Pas de troubles digestifs marqués. A la percussion, *frémissement hydatique très net.* Plusieurs ponctions sont faites avec l'aspirateur Potain ; le liquide, d'abord limpide, devient louche. Chaque ponction détermine des poussées fébriles et une éruption d'urticaire en même temps qu'une teinte subictérique des téguments et des muqueuses. M. le Dr Bouilly introduit dans la tumeur un gros trocart droit, puis par le trocart un gros tube, et me charge de faire chaque jour des lavages antiseptiques dans la poche. Le liquide des lavages ressort difficilement. Il me faut, à chaque fois, après l'avoir injecté, l'aspirer avec la seringue ; et je ramène ainsi à chaque fois une grande quantité de débris de membrane ou d'*hydatides filles* plus ou moins entières. Plusieurs fois on dut intervenir pour dilater l'orifice, et obvier aux phénomènes de rétention.

Après quatre mois de ce traitement, la malade était guérie et quittait l'hôpital. J'ai eu l'occasion de la revoir plusieurs années plus tard ; la guérison s'était maintenue.

Je l'ai constaté aussi chez un jeune homme encore actuellement en observation dans le service de M. le professeur Trélat, à la Charité.

Comment explique-t-on ce frémissement qui fut signalé par Briançon (1828) et Piorry (1831) dans son traité de la percussion médiate, et sur lequel Boinet, le premier, attira l'attention ? (1)

On a invoqué deux théories :

Dans l'une, on admet que les vibrations sont dues à la mise en jeu de l'élasticité de la membrane du kyste par le choc et l'ébranlement du liquide qui y est contenu. C'était la manière de voir de Briançon, Piorry, et de Davaine. Celui-ci faisait, en outre, jouer un rôle assez grand à la quantité et à la fluidité du liquide (2). Il est un petit fait qui semble en accord avec cette théorie de la vibration élastique, et que M. le Dr Segond nous a indiqué. Lorsque l'on a dans le creux de la main une hydatide fille, même petite, il suffit de lui imprimer un mouvement pour recueillir l'impression d'un frémissement. Dans l'autre théorie, le frémissement serait dû au choc des hydatides entre elles dans l'intérieur de la poche kystique, c'était la théorie admise par Cruveilhier (3). C'est à cette manière de voir que MM. Tillaux, Terrillon se rangent dans une discussion sur le sujet à la Société de chirurgie (4). C'est l'opinion acceptée par la majorité des chirurgiens aujourd'hui.

Toujours est-il qu'on ne constate ce frémissement que lorsque le kyste contient des hydatides filles en certain nombre. Mais, même dans ces conditions, il ne se produit pas dans tous les kystes. Il semble qu'il soit nécessaire à sa production qu'il y ait des hydatides filles et une certaine quantité de liquide en même temps.

Par suite, ce symptôme peut donc dans une certaine mesure fournir le diagnostic, non seulement de la tumeur, mais encore de son contenu, et ainsi guider le traitement.

Étant admis que c'est dans les conditions ci-dessus énoncées que se produit le frémissement hydatique, nous nous expliquons difficilement que ce frémissement ait réellement existé et qu'il ait

(1) BOINET. *Bullet. de l'Académie de médecine*, t. XXVI, 1860.

(2) DAVAINE. *Traité des entozoaires.*

(3) CRUVEILHIER. *Anatomie pathologique.*

(4) *Société de chirurgie*, juin 1887.

été très nettement constaté dans l'observation suivante que nous avons recueillie récemment (1).

OBSERVATION II (RÉSUMÉE)

Jeune fille, 24 ans ; tumeur de la région hépatique, assez volumineuse, datant d'environ 2 ans, déterminant de la voussure de la région épigastrique.

Cette tumeur est mate à la percussion, contiguë au foie, indolente à la pression, rénitente, et donne la sensation d'une fluctuation très manifeste, à travers des tissus qui sont l'objet d'une tension considérable.

En recherchant la fluctuation, on sent nettement le *frémissement hydatique*. Ce symptôme caractéristique n'a jamais fait défaut dans aucun des examens de la malade, et celle-ci avait même pris l'habitude de le percevoir en posant ses doigts sur la tumeur.

Cette tumeur devait donc être riche en hydatides filles. Or, l'auteur fit une ponction avec l'aspirateur Potain, retira environ deux litres de liquide clair ; il évacua, dit-il, le liquide *« jusqu'à la dernière goutte »*. Il y eut dans la nuit fièvre violente, douleurs abdominales, éruption d'urticaire, puis disparition des accidents, convalescence et guérison.

En somme, le frémissement hydatique est un signe d'une valeur de premier ordre, mais d'une constatation souvent délicate, difficile ; il est d'ailleurs très inconstant.

L'examen clinique pourra donc, à l'aide des moyens divers dont dispose l'exploration physique, nous faire constater qu'il existe dans l'abdomen une collection liquide, mais il se pourra qu'il ne puisse préciser la nature du contenu, ni même le siège de la tumeur.

A ce dernier point de vue, nous diviserons les kystes hydatiques du foie en plusieurs variétés :

1° Ceux qui se développent à la face inférieure du foie, dans le voisinage de son bord antérieur ;

2° Ceux qui se développent à la face convexe ou dans l'intérieur même du viscère ;

(1) *Gazette hebdomadaire de médecine et de chirurgie*, 1888, n° 17.

3º Ceux qui se développent au voisinage du bord postérieur, vers la face supérieure ;

4º Ceux qui se développent près du bord postérieur en s'étendant vers la face inférieure.

I. — **Kystes de la face inférieure.**

A. — *Kystes antéro-inférieurs.*

Ces kystes, détachés de la face inférieure du foie, proéminent vers les parties inférieures de l'abdomen. On les voit rapidement envahir les parties moyennes, puis inférieures de cette cavité et descendre même jusque dans le bassin. Développés en avant du petit épiploon, ils proéminent vers la paroi abdominale antérieure. Il n'est pas rare de les trouver *pédiculés*, et de constater au devant d'eux, entre la tumeur et le foie, de la sonorité plus ou moins nette, de telle sorte qu'on élimine de suite l'idée d'une tumeur ayant pris dans cet organe son point de départ, et alors, on est conduit à penser à des collections liquides d'organes du voisinage, en particulier à des *collections* développées dans l'*épiploon* ou le *mésentère*. C'est ainsi que le malade de notre obs. LIV avait donné l'idée d'une tumeur liquide, d'un kyste du mésentère. Cependant, ceux-ci sont toujours très mobiles transversalement, ainsi que l'a fort justement fait remarquer M. le professeur Panas. Ils ne donnent lieu à aucun retentissement sur l'appareil digestif ; enfin, ils sont très rares. L'évolution montre assez vite, comme dans le cas auquel nous faisions allusion plus haut qu'il ne s'agit pas de tumeur du mésentère (1).

De même, on ne s'arrêtera pas non plus longtemps à l'idée d'une *hydronéphrose*, celle-ci présentant toujours comme accompagnement un certain nombre de troubles du côté de l'appareil urinaire qui manquent dans le kyste hydatique, et des phénomènes d'intermittence dans les troubles locaux tout à fait caractéristiques.

C'est surtout avec les *kystes de l'ovaire* que ces kystes de la face inférieure du foie ayant pris un grand développement ont été con-

(1) Voir AUGAGNEUR. Thèse d'agrégation, 1886, et BÉRARD. *Des hématomes du mésentère*. Th. de Paris, 1888, nº 15.

P.

2

fondus. Sans doute, le kyste hydatique du foie s'est développé de haut en bas, tandis que le kyste de l'ovaire se développe de bas en haut ; sans doute encore, le kyste hydatique présente un caractère particulier qui manque absolument au kyste ovarien, à savoir que le premier subit des mouvements d'ascension et de descente synchrones aux mouvements du diaphragme. Mais les malades sont peu aptes souvent, en raison même de l'indolence, à préciser le sens suivant lequel s'est développée la tumeur. En outre, les mouvements cessent lorsque la tumeur descendue jusqu'à la fosse iliaque est bridée par la paroi abdominale. Aussi, sans nier la valeur de ces mouvements, sommes-nous disposés à ne pas leur donner une importance exagérée.

Sans doute, on peut trouver dans la ponction aspiratrice faite avec une fine aiguille, les éléments du diagnostic, mais il se peut aussi qu'elle ne les fournisse pas, soit qu'elle reste blanche, soit qu'elle donne un liquide dépourvu des caractères spéciaux au liquide hydatique, à savoir : présence en abondance du chlorure de sodium, présence de crochets, absence d'albumine ; alors même qu'elle fournirait les caractères propres au liquide des hydatides, cela ne suffirait pas à éliminer absolument l'idée d'un kyste ovarique, car on peut observer des kystes hydatiques de l'ovaire. On a nié leur existence, mais Charcot (1), Gallez (2) et Davaine (3) en ont recueilli des observations indéniables. Le Dr Generali de Bologne (4), en a recueilli aussi un cas dans une autopsie. Il est vrai que le kyste hydatique de l'ovaire est fort rare en égard à la fréquence de cette affection dans le foie (5). La ponction aspiratrice ne sera donc pas toujours décisive. Nous verrons d'ailleurs plus tard dans quelles conditions elle doit être faite. On ne devra pas négliger de pratiquer le toucher vaginal et d'essayer, la paroi abdominale étant relâchée, de refouler la tumeur dans l'hypochondre droit, ce qui sera possible s'il s'agit d'un kyste du foie, tandis que si l'on est en présence d'un kyste

(1) CHARCOT. *Gaz. médicale*, 1862.

(2) GALLEZ. *Histoire des kystes de l'ovaire*, Bruxelles. 1878.

(3) DAVAINE. *Traité des entozoaires*.

(4) GENERALI. Estratto della *Spallanzani Revista di scienze Mediche et Naturali*. Anno XII, 2° série. f. 1.

(5) SEGOND. Les tumeurs de l'ovaire, in *Encyclopédie générale de chirurgie*, 1888. p. 623.

de l'ovaire, le bassin continuera à être rempli. Dans un cas M. le Dr Segond, diagnostique kyste de l'ovaire ; au cours de l'ovariotomie un accident léger de chloroforme survient ; on met la malade la tête en bas : quand on veut reprendre l'opération, le kyste n'est plus en bas, il est remonté vers le foie auquel il appartient (1).

Il n'en reste pas moins acquis qu'un certain nombre de kystes de la face inférieure du foie simulent absolument le kyste de l'ovaire et que la confusion en clinique est possible. Elle a été faite par des cliniciens de valeur, par MM. Terrier, L. Championnière, Richelot, et d'autres. D'ailleurs, il ne faut pas nous en plaindre, cette erreur a été heureuse. C'est elle qui a conduit les auteurs que je viens de citer à l'intervention sanglante : c'est elle qui a importé chez nous, en 1885, la laparotomie antiseptique que l'on pratiquait avec succès à l'étranger depuis 1879.

Il est d'autres affections avec lesquelles ces kystes antéro-inférieurs peuvent être confondus, affections plus inattendues dans ce débat que celles que je viens de rappeler. Ce sont, en premier lieu, l'*ascite* ; en second lieu, l'abcès *par congestion*.

Les cas sont très rares où la confusion avec l'*ascite* a pu être faite. Cependant nous en avons trouvé des exemples. C'est ainsi que notre ancien collègue Queyrat en rapporte une observation très intéressante qui lui est personnelle, et qu'il fait suivre de deux autres qu'il a recueillies (2). Nous en avons nous-même trouvé une autre absolument analogue publiée par M. le Dr Boiteux (3). Cependant les symptômes de l'ascite sont si particuliers, avec la mobilité du liquide, la forme du ventre, que c'est une cause d'erreur extrêmement rare (4).

Très rares sont également les faits où la confusion a pu exister entre le kyste hydatique du foie et l'*abcès par congestion*. Cependant, nous avons pu en observer dans le service de M. le professeur Trélat deux cas remarquables que nous allons rapporter ci-dessous. Dans ces deux cas, nous nous trouvions en présence d'un abcès froid par congestion qui fut diagnostiqué kyste hydatique suppuré du foie et traité comme tel. Dans les deux cas, il s'agissait d'un abcès froid qui,

(1) SEGOND. Leçon orale à la Charité, 11 septembre 1888.

(2) QUEYRAT. Kyste hydat. du foie simulant une ascite. *Revue de méd.*, 1886, p. 413.

(3) BOITEUX. *Revue de médecine*, 1886, p. 878.

(4) GREEN. Ascite et kyste hydatique du foie. *Brit. med. Journ.*, 1877, p. 177.

au lieu de suivre la voie habituelle de la gaine fibreuse du psoas pour se colliger dans la fosse iliaque interne, ou hors du bassin, à la racine de la cuisse, s'est développé dans l'abdomen même, remplissant la partie droite du ventre, depuis le foie jusqu'à la crête iliaque.

Le détail de ces deux observations montre comment l'erreur a pu naître.

OBSERVATION III (PERSONNELLE)

Communiquée à la *Société anatomique*. Décembre 1888. Bulletins, p. 1046.

Vaste tumeur purulente de la cavité abdominale due à une tuberculose vertébrale et ayant simulé un kyste suppuré du foie. — Mort de tuberculose pulmonaire et d'urémie par dégénérescence des reins.

A la fin de l'année 1887, entrait dans le service de M. le professeur Trélat un homme de 38 ans, grand, fort, de bel aspect, paraissant très vigoureusement constitué. Il déclarait lui-même se porter très bien. Ce qui l'amenait à l'hôpital, c'est qu'il avait vu se développer lentement dans la partie latérale droite de son abdomen, une tumeur ayant peu à peu rempli cette partie de son ventre, mais sans déterminer d'accidents sérieux. Un médecin qui le vit, songea de suite à une affection hépatique et l'envoya consulter M. le professeur Potain.

M. Potain constata aisément l'existence d'une tumeur fluctuante contiguë au foie ; il fit une ponction, retira du pus qu'il fit examiner histologiquement. Cet examen n'apprit rien de certain ; le diagnostic resta en suspens, et le malade fut envoyé à M. le professeur Trélat.

Nous constatâmes la présence de cette tumeur abdominale nettement fluctuante, nullement mobile. Cette tumeur était très volumineuse : d'une part, elle descendait jusqu'à la crête iliaque ; de l'autre, elle remontait jusqu'au foie ; en arrière, elle s'étendait jusqu'à la fosse lombaire ; en avant, elle soulevait fortement la paroi. Peu de douleurs ; rien n'attira l'attention soit vers la colonne vertébrale, soit vers le bassin. L'examen de ces régions fut absolument négatif.

Aucun viscère ne paraissait malade ; les fonctions digestives étaient normales. Il n'y avait aucune lésion appréciable de l'appareil respiratoire. L'état général était très bon.

Deux hypothèses étaient seules possibles : abcès d'origine rénale, abcès d'origine hépatique.

Contre l'abcès d'origine rénale nous avions : la longue durée de l'affection, l'absence de troubles urinaires d'aucune sorte.

Restait l'hypothèse d'un kyste hydatique du foie suppuré, car rien n'autorisait à penser à un abcès proprement dit du foie. Ce diagnostic n'était pas sans incertitude, car, d'une part, il semblait à une palpation profonde, qu'il existât une séparation entre le bord inférieur de l'organe et la tumeur ; mais cela n'eût pas éliminé l'idée d'un kyste venu de la profondeur. D'autre part, un kyste hydatique du mésentère eût présenté les mêmes caractères.

On voit avec quelles difficultés la clinique se trouvait aux prises, et combien le diagnostic devait être incertain. De toute façon, toutefois, il semblait indiqué d'évacuer cette collection purulente, et M. le professeur Trélat fit la laparotomie latérale. La paroi incisée, on tomba directement sur la poche adhérente partout, et à la paroi, et aux viscères intestinaux. Une quantité considérable (2 litres 1/2) de pus blanchâtre, sans grumeaux, sans membranes, fut évacué ; la poche fut largement ouverte, lavée avec le plus grand soin avec une solution de biiodure de mercure, et enfin drainée et pansée avec gaze iodoformée et ouate hydrophile. Cette opération elle-même n'élucida pas entièrement le diagnostic, mais elle permit de constater l'extrême friabilité et la grande minceur des parois. Elle éloigna l'idée du kyste hydatique sans résoudre celle d'abcès par congestion, que les phénomènes objectifs devaient, pour peu qu'on s'y arrêtât, faire rejeter rapidement.

Les suites opératoires furent d'abord très favorables. Bientôt, il ne resta plus qu'une fistule qu'on explora plusieurs fois parce qu'elle tardait à s'oblitérer. On constata qu'elle était et restait étroite et profonde ; rien de plus.

Jusqu'alors l'exploration des poumons et des autres viscères avait été négative absolument.

Deux mois après l'intervention, en mai, le malade en bon état, quitte le service ayant encore son petit trajet fistuleux qui verse une petite quantité de sérosité purulente.

En septembre, il rentre à l'hôpital. Localement, l'état est le même qu'au moment où il est sorti, mais son état général s'est singulièrement aggravé. Le malade est pâle, amaigri considérablement. Il a de la fièvre tous les soirs, de l'œdème malléolaire. Il tousse, et l'auscultation ne permet pas de révoquer en doute l'existence d'une tuberculose pulmonaire avancée, à marche rapide. Les reins sont malades, douloureux ; les urines contiennent une forte proportion d'albumine.

La cachexie fit des progrès rapides, et le 17 décembre le malade succombait avec des accidents urémiques que l'état de ses reins rendait facilement explicables.

L'autopsie a montré les lésions tuberculeuses de la plèvre et des poumons l'altération considérable des reins. Enfin, elle a montré que la fistule cutanée conduisait à une petite caverne ayant détruit la partie antérieure du disque interposé entre les 4e et 5e vertèbres lombaires. Celles-ci présentaient elles-mêmes une teinte verdâtre montrant qu'elles étaient en voie d'envahissement tuberculeux. Sur le côté opposé du rachis, une autre fistule conduisait dans un abcès par congestion tout voisin, gros comme le poing, non soupçonné pendant la vie. Il n'y avait aucune déformation de la colonne vertébrale, aucune altération des méninges rachidiennes, et l'on comprend que rien n'ait décelé tout d'abord la nature du mal. D'autre part, la forme, l'évolution, la situation anormale de cet abcès par congestion rendaient le diagnostic difficile on peut même dire impossible. Si le diagnostic eût été fait, la thérapeutique eût certainement été différente. Sans doute, ce n'est pas la laparotomie qui a tué ce malade ; on peut même dire qu'elle n'a en rien aggravé sa situation. Mais M. le professeur Trélat faisait remarquer dans une leçon sur ce sujet, le 21 décembre dernier, que toutes les tentatives de cette nature faites contre les abcès par congestion, si elles n'ont pas été funestes quand on a pris des soins antiseptiques suffisants, ont toujours été inefficaces, et « plus ou moins lentement, mais sûrement, irrévocablement, la mort a été la terminaison de la maladie ».

Certainement, si le diagnostic précis eût été porté, c'est non à la laparotomie, mais à l'évacuation par aspiration avec injection d'éther iodoformé, que l'on eût eu recours.

OBSERVATION IV (INÉDITE PERSONNELLE).

Vaste abcès froid intra-abdominal, simulant un kyste suppuré du foie. — Large incision antiseptique, lavage, drainage, cachexie progressive.

Le nommé P..., Charles, 34 ans, employé de chemin de fer, entre le 4 août 1888 dans le service de M. le professeur Trélat, à la Charité.

Antécédents. — Le père et la mère sont bien portants. Il a eu 7 frères

et sœurs ; 5 sont morts d'affections indéterminées, sauf un enfant nettement
mort de tuberculose pulmonaire.

Lui-même n'a jamais été malade sérieusement pendant ses premières années. Cependant, il a souffert de fréquentes coliques avec diarrhée persis-
tante.

Chancre infectant il y a 8 ans ; accidents secondaires, roséole, plaques
muqueuses, alopécie ; traitement spécifique pendant une année entière ; aucun
accident depuis.

En 1885, ostéite du tibia gauche (extrémité inférieure) pour laquelle
M. le Dr Polaillon lui gratte l'os à 3 reprises ; il est guéri au bout de deux ans
seulement. Actuellement, il porte à ce niveau plusieurs cicatrices profondes,
adhérentes à l'os. L'articulation tibio-tarsienne jouit de l'étendue normale de
ses mouvements.

Début. — Il y a trois mois environ, il commença à s'apercevoir que la
ceinture de son pantalon était trop serrée , mais il ne souffrait pas et n'at-
tacha pas d'autre importance à ce fait.

Il y a deux mois, ayant éprouvé dans le flanc droit des douleurs, son
attention fut attirée de ce côté, et il constata qu'il portait une tumeur.
Ces douleurs l'obligèrent à cesser son travail pendant quelques jours, et à
s'aliter. Le repos au lit les fit cesser. Il voulut bientôt reprendre ses occupa-
tions, mais les souffrances revinrent plus vives et bientôt telles qu'il dût se
résigner à entrer à l'hôpital.

Ces douleurs, d'après le malade, étaient comparables à des coliques ; elles
étaient telles parfois qu'il ne pouvait faire aucun mouvement, mais elles
n'avaient jamais d'irradiation soit vers l'épaule droite, soit vers l'aine ou la
cuisse. Toujours elles se localisaient dans le flanc droit, là où existait la
tumeur. A part ces douleurs pas de retentissement sur la santé générale.

Actuellement, il existe dans le flanc droit une tumeur arrondie, volumineuse, remplissant la fosse iliaque, remontant dans la fosse lombaire en arrière, jusqu'au foie en avant, dépassant un peu la ligne médiane. Cette
tumeur est tendue, cependant manifestement fluctuante. Mate dans toute son
étendue, il existe entre elle et le foie une zone étroite où l'oreille perçoit un
peu de sonorité en avant. En arrière, la matité de la tumeur et celle du foie
se continuent sans interruption. Indolente à la pression, indolente spontanément depuis le séjour au lit.

La tumeur est fixe ; elle ne donne aucun frémissement vibratoire. Pas de
troubles circulatoires. La tumeur semble avoir cessé de s'accroître.

Les fonctions digestives sont normales ; l'appétit est médiocre, il y a de

la répugnance pour la viande. L'appareil circulatoire ne présente rien de
particulier. Il n'y a pas de fièvre pour le moment ; mais avec les douleurs il
y a eu des frissons.

Rien du côté de l'appareil génito-urinaire ; rien non plus du côté de l'appareil respiratoire : l'examen des poumons ne révèle aucun signe de tuberculose même douteuse. Le malade ne tousse pas, n'a jamais eu d'affection de
la plèvre ou des poumons.

L'aspect général est bon. Cependant, le malade déclare qu'il a maigri d'une
manière appréciable.

Enfin, depuis deux ans, il ressent d'une manière presque continue des douleurs en ceinture de la région lombaire, douleurs parfois assez vives pour
qu'il ait de la peine à se redresser tout à fait après être resté assis. Il n'est
pas rhumatisant.

L'exploration minutieuse du bassin et du rachis ne révèle aucune déformation, aucune douleur à la pression et à la percussion. Une ponction aspiratrice faite avec l'appareil Dieulafoy a permis de retirer un liquide très
fluide, purulent. Ce liquide, blanchâtre, examiné histologiquement n'a fourni
aucune indication spéciale.

Le malade endormi fut incisé par M. le Dr Segond, verticalement, au
point culminant de sa tumeur, c'est-à-dire en avant et à droite. On tomba
sur la tumeur, adhérente à la paroi. A l'incision, elle fournit une grande
quantité de pus, mais sans traces de débris de membrane. La poche évacuée,
on constata facilement la minceur de la paroi, d'une part, et, d'autre part,
on put remarquer que la cavité se prolongeait surtout vers l'excavation du
bassin. L'idée d'un kyste hydatique du foie dut être abandonnée. Il s'agissait manifestement d'un abcès froid, mais dont le point de départ reste
ignoré.

Sans doute, les antécédents héréditaires du malade dans lesquels
on retrouve de la tuberculose, ses accidents tuberculeux personnels
(ostéite du tibia), auraient pu faire songer à la possibilité d'un abcès
ostéopathique ; mais l'absence de lésions pulmonaires, le bon état
général, l'absence de signes locaux du côté du rachis ou des os du
bassin, la forme de la tumeur bien exceptionnelle pour un abcès par
congestion, ses connexions avec le foie, son développement lent, un
peu plus douloureux toutefois qu'on ne l'observe ordinairement,
pouvaient faire penser à un kyste développé à la face inférieure du
foie. Et ce diagnostic avait été porté comme très probable par un

médecin très distingué des hôpitaux. Nous devons dire que M. le
Dr Segond ne l'accepta qu'avec des réserves bien justifiées ainsi que
l'événement le prouva. Ce malade n'a pas succombé, mais il est arrivé
à un état de cachexie très grave qui ne laisse guère de doute sur l'issue
à intervenir. On ne peut encore préciser le siège de la lésion osseuse,
mais elle est indéniable.

Voilà donc deux faits qui montrent bien les différences que peuvent présenter au point de vue du diagnostic certains abcès par congestion de la cavité abdominale et comment ils peuvent en imposer
pour des kystes hydatiques du foie. Cette erreur, dans l'un et l'autre
cas, n'a certainement pas été préjudiciable au malade grâce aux
soins antiseptiques dont a été entourée l'intervention ; mais celle-ci
n'a guère apporté de soulagement aux malades, car ils ne pouvaient,
de par leur affection, bénéficier de l'opération.

Hayden [1] a relaté un cas de kystes hydatiques suppurés du foie
ayant, pendant la vie, simulé un *anévrysme* de l'aorte abdominale.

B. — *Kystes postéro-inférieurs.*

Ceux-ci sont très rares ; ils se développent aussi à la face inférieure du foie, en arrière de l'arrière-cavité des épiploons : ils tendent
aussi à envahir les parties inférieures de la cavité abdominale : ils
se présentent donc avec certains caractères des kystes antéro-inférieurs avec lesquels ils peuvent être confondus, ce qui est arrivé
dans le cas de notre maître d'hôtel (obs. LIV). Ils sont exposés à être
aussi confondus avec les affections que nous avons énumérées plus
haut, en particulier avec le kyste de l'ovaire, mais ils ont de plus que
les kystes antéro-inférieurs qu'ils envahissent la fosse lombaire,
d'où la confusion toute naturelle avec les *tumeurs du rein* et particulièrement avec les collections liquides de cet organe. L'absence de
troubles urinaires, l'absence de polyurie trouble permettra aisément
d'éliminer l'idée d'une *pyélo-néphrite suppurée*, mais non pas celle du
kyste du rein. Or ceux-ci sont très rares, bien plus rares que ceux du
foie : Pour 481 kystes du foie, on trouve 4 kystes du rein [2]. Jamais

[1] HAYDEN, *The Dublin Journal of Med. Sc.*, 1877, p. 557.
[2] BOECKEL, *Kyste hydatique du rein. Néphrectomie*. Paris, Alcan, 1887, et
Revue de chirurgie, 1887.

on n'observera le ballottement rénal, signe dont l'importance a été bien mise en relief par M. le professeur Guyon dans l'étude du diagnostic des tumeurs du rein (1).

Une de nos observations nous montre un cas où le diagnostic avait été posé : tumeur kystique du rein ; ce diagnostic semblait confirmé par l'existence d'une albuminurie manifeste. Archambault (2) recommande de placer le malade dans la position génu-pectorale. Dans cette position, une tumeur du rein continue à remplir la fosse lombaire ; une tumeur du foie dégage cette même fosse.

Lorsque le kyste se développe à la face inférieure du lobe gauche du foie, il peut simuler une *tumeur* kystique *de la rate*. C'était le cas d'une femme qui fait le sujet de notre observation XLIV. Mais les kystes de la rate, outre qu'ils sont très rares, se prolongent davantage vers la partie postérieure du flanc correspondant d'une part, sous les fausses côtes, et la partie inférieure du thorax d'autre part (3). On peut enfin, grâce à une percussion minutieuse, délimiter entre le foie et la tumeur une zone de sonorité très nette, tandis que si le kyste appartient au foie, sa matité se continue directement avec celle de ce viscère.

II. — Kystes de la face supérieure.

A. — *Kystes antéro-supérieurs.*

Ceux-ci sont les plus fréquents ; ils viennent ordinairement former une saillie plus ou moins appréciable, tantôt nettement accusée, tantôt simplement en forme de verre de montre renversé, soit au-dessous du rebord des fausses côtes, soit plus souvent au niveau de la région de l'épigastre : s'ils sont en dehors du ligament suspenseur ils soulèvent le rebord costal droit : s'ils sont en dedans ils soulèvent l'épigastre ; s'ils se développent dans le lobe gauche du foie, ils soulèvent la partie inférieure gauche du thorax. Au point de vue anato-

(1) GUYON. Diagnostic des tumeurs du rein. *Annales génito-urinaires*. 1888.

(2) ARCHAMBAULT. *Cliniques de l'hôpital des Enfants.*

(3) POULET et CASANOVA. Kystes hydatiques de la rate. *Revue de chirurgie*, 1888.

mique (et nous verrons l'importance qui en résulte pour le traitement), ils sont quelquefois recouverts par une épaisseur variable de tissu hépatique. De sorte qu'ils peuvent être partiellement, ou totalement inclus dans le viscère. Ce sont ces kystes que E. Boekel (*Gazette hebdomadaire*, n° 6, 1889) appelle *centraux*. Ceux-ci ont donné lieu à un grand nombre d'erreurs de diagnostic. On peut en effet les confondre, soit avec des tumeurs liquides ou non du foie, soit avec des hypertrophies de cet organe sans tumeur proprement dite.

Le diagnostic avec les *grands abcès* du foie est facile à élucider le plus ordinairement. Ceux-ci, en effet, succèdent habituellement à la dysenterie prolongée, à des entérites ulcéreuses, et surtout à l'hépatite des pays chauds. Sans doute, ils simulent absolument les kystes hydatiques suppurés du foie, ainsi que nous avons pu nous en convaincre dans deux cas dont nous avons été témoins dans le cours de nos études, mais on retrouve toujours comme commémoratifs les accidents dont nous parlons, ou un séjour dans les pays coloniaux. D'ailleurs, l'erreur dans ce cas n'est aucunement préjudiciable au malade qui bénéficiera tout autant de la laparotomie que de la méthode de Stromeyer-Little que les chirurgiens de la marine anglaise ont empruntée aux indigènes de l'Inde (1).

Le diagnostic avec les *kystes séreux*, non parasitaires n'est pas véritablement à faire. Ceux-ci n'acquièrent jamais un grand volume, ils s'accompagnent de dégénérescence kystique des reins (Gilbert et Hanot. Maladies du foie, Paris 1888).

La distension de la vésicule biliaire, par rétention de la bile, a pu aussi en imposer pour un kyste hydatique du foie et vice versâ (2). Sans doute, la situation précise de la vésicule, les phénomènes d'ictère intense, de coliques hépatiques violentes qui ont précédé ou accompagnent la distension de la vésicule, manquent le plus ordinairement dans le kyste hydatique du foie. Cependant, il suffit de lire la très intéressante observation II de la thèse de Braine, observation qui a été remise à l'auteur par M. le Dr Budin, pour voir

<hr>

(1) Voir CARAVIAS. *Trait. des collections purulentes du foie par incision large et aseptique.* Th. de Paris, 1885.

DUCHATELIER. *Genèse et étiologie de l'hépatite suppurée.* Paris, 1885.

MABBOUX. Trait. chirurg. des abcès du foie. *Mémoires Soc. chirurgie*, 1887.

(2) DENUCÉ. *Tumeurs et calculs de la vésicule biliaire.* Th. Paris, 1886.

que les douleurs, les coliques hépatiques, l'ictère, la décoloration des matières fécales peuvent exister et faire croire absolument à la lithiase biliaire, alors qu'il s'agit d'un kyste hydatique, ce que démontra péremptoirement, dans l'observation à laquelle nous faisons allusion, la laparotomie pratiquée par Lawson Tait.

Le passage du contenu du kyste dans les canaux excréteurs de la bile peut également faire croire à la *lithiase biliaire*. L'examen attentif des fèces permettra d'éviter l'erreur en mettant en évidence la présence des hydatides. La thèse de Berthaut (1) contient plusieurs faits de cette nature.

Dans un cas publié dans les bulletins de la Société anatomique, on avait cru à une *angiocholite suppurée* (2). La ponction faite dans la tumeur qui occupait la situation de la vésicule biliaire par M. Letulle, médecin des hôpitaux, avait donné un liquide purulent ne contenant pas de crochets. Aussi la malade avait-elle été transférée dans un service de chirurgie où l'on devait faire la cholécystotomie lorsqu'elle mourut à la suite d'une vomique due à l'ouverture de la poche purulente dans les bronches. L'autopsie montra qu'il s'agissait d'un kyste hydatique suppuré du foie.

M. Reboul (juin 1888) présenta à la Société anatomique une autre observation où la même erreur fut d'abord commise. Elle fut reconnue, la laparotomie fut alors pratiquée, mais trop tard, et le malade succomba.

Les *dégénérescences kystiques* de tumeurs du foie ont également engendré des erreurs de diagnostic. C'est ce qui s'est passé dans une observation de M. le Dr Juhel-Renoy (3). M. le Dr Reclus (4) nous a communiqué un cas dans lequel il avait opéré pour un kyste suppuré du foie un cancer colloïde avec vaste poche purulente, de sorte que l'erreur de diagnostic ne pouvait être évitée. M. Litten (5), de Berlin, signale également un cas de mélano-sarcome du foie s'accompagnant de dégénérescences kystiques susceptibles d'en imposer pour un kyste hydatique du même viscère.

(1). BERTHAUT. *Sur l'élimination des kystes hydatiques du foie par les voies biliaires.* Th., Paris, 1883.

(2) REBOUL et VAQUEZ. *Bull. de la Société anatomique.* juin 1888.

3. JUHEL-RENOY. *Revue de médecine*, 1881, p. 929.

4. RECLUS. Communication orale.

5. LITTEN. *Société de médecine interne de Berlin.* Séance 19 novembre 1885.

Le *cancer* lui même, indépendamment de toute dégénérescence kystique, a pu faire croire à un kyste hydatique du foie. Je passe, bien entendu, sur le cas de Plater, cité par Cruveilhier (1), cas dans lequel une jeune fille de vingt ans était atteinte de kyste du foie qui s'ouvrit spontanément et qui avait été pris pour un squirrhe; et aussi sur le fait de Gougenheim (2) où une femme de vingt-six ans succomba après avoir présenté une énorme tumeur bosselée de l'abdomen que l'on avait prise pour un cancer. On n'a pas suffisamment tenu compte de l'âge.

L'erreur était plus facile à commettre dans le cas que relate M. P. Raymond (3). Il s'agissait d'un homme de 59 ans que l'on croyait atteint de cancer abdominal et qui mourut d'hémiplégie. A l'autopsie, on trouva que le cancer supposé était un kyste du foie; il y en avait même un autre entre le diaphragme et le foie; il avait comprimé le poumon et fait croire à de la tuberculose pulmonaire. D'ailleurs il peut y avoir coexistence du kyste hydatique et du cancer du foie ainsi que le montre une observation de M. Regnault; il y avait dans le foie en même temps qu'un kyste hydatique unique plusieurs noyaux cancéreux (4).

Murchinson (5) comme M. le Dr Reclus opéra un cancer du foie croyant être en présence d'un kyste hydatique.

Il n'est pas jusqu'aux *cirrhoses* qui n'aient pu faire croire à l'existence de kystes hydatiques du foie. M. Bouisson (6) a présenté à la Société anatomique les pièces d'un homme de 62 ans du service de M. le Dr Besnier, à St-Louis. On avait diagnostiqué cirrhose hypertrophique du foie. A l'autopsie, on trouva deux gros kystes hydatiques au devant desquels il existait une coque résistante de périhépatite qui avait fait méconnaître le diagnostic.

M. le professeur Jaccoud (7) cite dans ses leçons plusieurs faits de cirrhose hypertrophique, dont un qui lui est personnel, où la fluctuation semblait tellement manifeste que l'on fit des ponctions répé-

(1. CRUVEILHIER. Art. Acéphalocyste du *Dictionnaire de méd. et de chirur. prat.*

2. GOUGENHEIM. *Bull. Société anatomique.* 1865, p. 485.

3. P. RAYMOND. *Bull. Société anatomique.* 2 octobre 1885.

4) O. REGNAULT. *Bull. Société anatom..* 18 novembre 1887.

(5) MURCHISON. *The Lancet,* fév. 1873.

6) BOUISSON. Kyste hydatique et cirrhose. *Soc. anat..* 11 mars 1887. p. 131.

(7) JACCOUD. *Leçons cliniques de la Pitié.* Delahaye et Lecrosnier. Paris. 1885.

tées s'attendant à retirer du liquide analogue à celui d'un kyste hydatique.

L'adénome du foie peut lui même, quand il acquiert de grandes proportions, simuler un kyste du foie (1).

Enfin, ce ne sont pas seulement les affections du foie lui-même qui peuvent en imposer pour un kyste hydatique de cet organe, mais encore les tumeurs développées au devant de ce viscère, soit dans le fascia sous-péritonéal, soit dans la paroi elle-même. Le fait suivant est très curieux à cet égard.

OBSERVATION V (INÉDITE)

Due à l'obligeance de M. le Dr G. MARCHANT.

Jeune fille de 9 ans, service du professeur Lannelongue, à Trousseau, suppléé par M. le Dr G. Marchant, 9 octobre 1888.

La santé de cette enfant a toujours été excellente. En 1886, elle a été opérée par la laparotomie d'un kyste hydatique du foie, venant faire saillie sous le rebord costal droit. Le kyste a été ouvert et suturé aux lèvres de l'incision de la paroi. Les renseignements à ce sujet ne sont pas très précis. Toujours est-il qu'il y eut une rapide guérison, et qu'il ne reste aujourd'hui en ce point qu'une cicatrice assez large au niveau de laquelle la paroi abdominale a perdu un peu de sa résistance.

Au moment où elle entre à l'hôpital Trousseau, on constate l'existence d'une tumeur qui serait apparue quelques mois après l'ablation de la première. Cette tumeur siège au niveau de la paroi abdominale antérieure, à droite de la ligne médiane, à 3 travers de doigt au-dessous du bord inférieur du thorax. Son développement a été lent, accompagné seulement de quelques picotements, de quelques douleurs insignifiantes.

Cette tumeur est régulière, arrondie, non bosselée; son volume égale celui d'un œuf de poule; la peau qui la recouvre est normale; la pression sur la tumeur est parfaitement supportée; elle est rénitente; la percussion donne un son mat; il n'y a pas de frémissement hydatique; le foie paraît volumineux; la mensuration faite au niveau de la base du thorax donne pour la moitié droite 51 centim., et 49 pour la moitié gauche.

Les fonctions digestives sont normales; l'état général est bon.

(1, GIRAUDEAU et LEGRAND. *Gaz. hebdom. de méd. et chirurg.*, Paris, 11 décembre 1888, n° 50.

Un fait particulier et qui pourrait faire penser que le kyste était en partie au moins inclus dans la paroi, c'est que la contraction des muscles droits ne faisait pas disparaître la grosseur. Cependant l'histoire antérieure jointe aux phénomènes objectifs devait conduire M. le Dr Marchant au diagnostic de kyste hydatique du foie, et c'est à cette opinion qu'il s'arrêta.

L'incision de la paroi abdominale faite parallèlement au rebord costal, conduisit ce chirurgien, après qu'il eût sectionné le muscle grand droit, mais sans ouvrir le péritoine, sur une tumeur qu'il ponctionna d'abord, ce qui lui donna un liquide eau de roche, puis il ouvrit, évacua totalement, et sutura à la paroi. Pansement à la gaze iodoformée. Pas de suppuration. Guérison rapide pendant laquelle on vit la paroi se parcheminer et s'exfolier. L'opération avait été faite le 13 octobre. Le 15 décembre, l'enfant était guérie.

Ce kyste n'était donc pas dans le foie, mais bien sous le péritoine. Il n'était pas inclus dans le muscle grand droit. Peut-être s'était-il développé dans le fascia propria sous-péritonéal, comme l'observa une fois M. le Dr Poirier (1) sur un sujet des pavillons de dissection.

B. — Kystes postéro-supérieurs.

Ceux-ci sont plus fréquents que les postéro-inférieurs, mais ils sont encore rares. Ils se développent en haut, entre la face convexe du foie et la face inférieure du diaphragme qu'ils refoulent au-dessus d'eux ainsi que la plèvre et le poumon. Ils se développent soit en refoulant le sinus costo-diaphragmatique antérieur, soit et le plus souvent en refoulant le sinus costo-diaphragmatique postérieur. Ils ont une tendance manifeste à se porter dans le thorax, et même à s'y ouvrir (39 fois sur 84 cas on a constaté ce mode d'ouverture, Frerichs. Davaine). L'ouverture dans les bronches, les plèvres est une complication fréquemment observée de cette variété de kyste, et qui a donné lieu à bien des erreurs de diagnostic (2). Le foie est augmenté de volume, la cavité thoracique est envahie ; il y a de la matité à la base

(1) POIRIER. *Bull. de la Société anatomique*, février 1884.

(2) REYMONDON. *Élimination des kystes hydatiques du foie dans la cavité thoracique.* Th. de Paris, 1881.

dans une étendue plus ou moins grande, absence de murmure vési-
culaire, voussure du thorax, effacement des espaces intercostaux.
On porte le diagnostic de *pleurésie* avec épanchement, voire même
de *pleurésie purulente* quand le kyste est suppuré. La ponction aspiratrice elle-même n'empêche pas de commettre l'erreur. Nous avons
trouvé dans nos recherches nombre de cas où l'on a fait l'opération
de l'empyème croyant avoir affaire à une pleurésie purulente. C'est
ainsi que Trousseau (1), au cours d'une intervention reconnut qu'il
avait fait la paracentèse pour un kyste hydatique suppuré du foie. Ce
fut encore le cas du Dr Robert, de Pau, et que M. Moutard-Martin a
publié en 1875 (2). Il y joint un autre cas où le diagnostic *pleurésie
enkystée* de la base droite fut porté. La ponction pratiquée montra
qu'on était en présence d'un kyste hydatique du foie.

L'observation suivante en est encore un exemple.

OBSERVATION VI (RÉSUMÉE)

A. CAYLA, interne. *Société anatom.*, 13 juin 1884.

Kyste suppuré du foie ouvert dans la plèvre droite. On diagnostique pleurésie purulente. On pratique l'empyème. Suppuration du pédicule du foie,
péritonite aiguë. Mort. A l'autopsie, on constate l'ouverture du kyste dans
la cavité pleurale.

Du reste, ces faits sont bien connus. Inutile d'y insister plus longuement.

L'ouverture dans les bronches donne lieu à des vomiques, à des
phénomènes de destruction du poumon qui ont, dans plus d'un cas,
fait porter le diagnostic de tuberculose pulmonaire chez des indivi-
dus absolument indemnes de cette affection. L'observation suivante
le montre clairement.

OBSERVATION VII (RÉSUMÉE)

GIRODE. *Société anatomique*, 21 janvier 1887.

M. Girode présente les pièces d'une malade morte au moment où elle
était arrivée à une cachexie très avancée. On avait chez elle diagnostiqué

1. TROUSSEAU. *Cliniques de l'Hôtel-Dieu*, t. III.
2. MOUTARD-MARTIN. *Union médicale*, 1875, p. 887.

une pleurésie purulente et de la tuberculose pulmonaire. On lui fit subir l'empyème, et l'on examina longtemps et très consciencieusement ses crachats, mais vainement au point de vue du bacille tuberculeux. Elle mourut, et l'autopsie montra qu'il s'agissait d'un kyste hydatique suppuré ouvert dans les voies respiratoires. Le kyste siégeait à la partie postéro-supérieure du foie.

En voici une autre.

OBSERVATION VIII

BALLET. *Soc. anatomique*, 23 janvier 1888.

Le cas de M. Ballet est plus intéressant encore ; sa malade eut des vomiques purulentes. Elle avait les signes d'un épanchement pleural d'une part, des phénomènes pulmonaires d'autre part.

On porta le diagnostic *pleurésie purulente et pneumonie caséeuse* ; la malade mourut. L'autopsie révéla deux kystes suppurés de la face convexe du foie.

Plusieurs de ces erreurs proviennent d'une certaine similitude de symptômes entre les kystes hydatiques du foie et les affections qui ont prêté à la confusion, sans doute ; mais pour une part aussi, à une étude un peu trop superficielle des phénomènes observés. Ainsi, dans le cas de M. Girode, le liquide trouvé dans le kyste contenait beaucoup de crochets. Nul doute que si l'on eût fait la recherche de ces crochets, soit dans les matières rejetées, soit dans les crachats, on ne les eût trouvés. Mais on était sous l'impression de l'idée de tuberculose, et on ne recherchait que les bacilles tuberculeux.

La vomique peut rejeter non seulement des crochets, mais aussi des hydatides. Celles-ci se présentent parfois sous un aspect particulier que l'on a assez justement comparé à des grains de raisin écrasés et réduits à leur enveloppe. La présence de ces membranes est absolument pathognomonique.

Nous avons vu que le kyste antéro-inférieur pouvait être confondu avec les abcès par congestion. Dans un cas, un kyste hydatique de la face convexe du foie a été pris pour un abcès dû à une ostéite tuberculeuse des côtes.

P.   3

Observation IX (résumée)

DUNSREICHER. *Wiener med. Presse*. 1868.

Femme de 23 ans ; depuis un an tumeur au-dessous du sein droit.

Accroissement rapide et douleurs vives depuis quelques semaines. Cette tumeur sous-jacente aux côtes est fluctuante ; la pression de celles-ci est douloureuse ; il n'en est pas de même du foie qui demeure insensible à la compression.

La tumeur ne suit pas les mouvements de cet organe. L'état général est peu satisfaisant. On diagnostique abcès froid. Une incision est pratiquée, et donne issue à un liquide jaune, séreux, albumineux, assez clair. L'exploration conduit dans un kyste provenant du foie. Après une longue suppuration pendant laquelle de nombreuses membranes furent rejetées, la malade guérit.

Enfin, il est une dernière affection avec laquelle il faut encore faire le diagnostic du kyste hydatique du foie. C'est la *péritonite périhépatique enkystée*, décrite par le Dr Deschamps [1]. Ce diagnostic assez facile si l'on sait que le malade a antérieurement un kyste du foie, devient très difficile si ce renseignement fait défaut. Siredey et Danlos admettent la ponction comme véritable élément de diagnostic. Deschamps ne lui attribue pas la même valeur. Un bon signe de présomption pour lui, c'est le volume de la tumeur beaucoup trop considérable dans le cas de kyste suppuré pour la durée des accidents.

1. DESCHAMPS. *De la péritonite périhépatique enkystée*. Th. de Paris. 1886.

DE LA PONCTION EXPLORATRICE

En résumé, nous voyons que, dans beaucoup de cas, de grandes difficultés peuvent exister, soit pour juger de la nature d'une tumeur ou de la nature de son contenu, soit pour préciser même son siège. La difficulté est grande surtout, ainsi que le faisait voir M. le professeur Guyon dans sa remarquable leçon sur le diagnostic des tumeurs du rein, l'année dernière dans son cours de la Faculté [1], lorsque la tumeur est très grosse, qu'elle remplit le ventre, qu'en un mot, ce n'est plus une tumeur de telle ou telle région, mais une tumeur de l'abdomen. Aussi, plus d'une fois, le chirurgien se verra obligé d'ouvrir le ventre sans avoir un diagnostic précis. Il devra alors être prêt à toutes les éventualités.

Pour juger de la nature de la tumeur, on a beaucoup vanté la ponction aspiratrice. Employée depuis fort longtemps, elle n'avait donné, lorsqu'on la faisait avec le trocart ordinaire, que des résultats souvent médiocres, déplorables quelquefois. Elle a, il faut bien le dire, bénéficié beaucoup de la méthode aspiratrice imaginée par M. le professeur Dieulafoy, et cet auteur préconise la ponction aspiratrice en tant que moyen de diagnostic des kystes hydatiques du foie en particulier [2]. On la pratique de deux façons, soit avec l'aiguille fine et la seringue de Pravaz, soit avec un aspirateur Dieulafoy et une aiguille n° 1. Dans l'un et l'autre cas, l'instrument devra avoir été préalablement rendu aseptique par un lavage très soigneux avec un liquide antiseptique (sol. de sublimé au 1/1000; sol. d'acide phénique au 1/20, ou alcool à 90°). L'aiguille aura été flambée à la lampe à alcool; enfin, le champ opératoire aura lui-même été soigneusement lavé au savon, d'abord, à l'éther ensuite, pour achever d'enle-

1, GUYON. Diagnostic des tumeurs du rein. *Annales génito-urinaires*, 1888.
2, DIEULAFOY. *De la ponction aspiratrice appliquée au diagnostic des kystes hydatiques du foie.* Paris, 1872.

ver par la dissolution les matières grasses, enfin avec les solutions antiseptiques ci-dessus indiquées; puis on enfoncera l'aiguille au point où la matité sera le plus nette et la tuméfaction le plus accusée.

Cette ponction exploratrice donnera t-elle véritablement tout ce que l'on attend d'elle ? Il semble que le liquide des kystes hydatiques étant un liquide particulier, clair comme de l'eau de roche, riche en chlorure de sodium, dépourvu d'albumine, contenant des crochets, retirer de ce liquide, l'examiner, c'est faire le diagnostic. Cependant, cela ne sera aussi simple que dans un petit nombre de cas.

En effet, il se pourra que l'on ne retire pas la moindre quantité de liquide, bien qu'il s'agisse d'un kyste hydatique, et alors la ponction sera sans valeur au point de vue du diagnostic. C'est ce que l'on observe dans les kystes contenant peu ou pas de liquide, mais remplis de vésicules filles ; dans ceux ayant subi la dégénérescence.

Ou bien, le liquide obtenu ne contiendra pas de crochets, ou bien encore il sera purulent et n'aura pas de caractères décisifs comme cela advint dans plusieurs des observations que nous avons citées plus haut. La présence des paillettes de cholestérine à laquelle on a attribué parfois une grande valeur, n'est pas pathognomonique ; on les trouve dans d'autres liquides.

Il ne faut donc pas tout attendre de la ponction exploratrice. C'est pourquoi il faut aller demander aux autres modes d'exploration tout ce qu'ils pourront donner pour éclairer le diagnostic avant d'avoir recours à un moyen incertain.

Ce mode d'investigation n'est pas seulement incertain, il peut être dangereux.

Répétée un certain nombre de fois, la ponction détermine des adhérences qui peuvent être défavorables au traitement chirurgical ultérieur : elle peut, en introduisant dans son intérieur des agents septiques, déterminer la suppuration du kyste, ce qui rend la situation du sujet bien plus périlleuse. Elle peut traverser le kyste de part en part, ou passer à côté et aller léser des organes du voisinage, en particulier de gros vaisseaux sanguins. Tous ces accidents ont été observés.

Enfin, il n'est pas rare de la voir suivie d'accidents rapidement graves qui sont de deux ordres :

1° La péritonite :

2° L'urticaire ;

Ces deux accidents ont été attribués à l'écoulement au niveau de l'orifice créé par la canule, de liquide hydatique dans le péritoine. Pour éviter cet écoulement, on a conseillé (et la mesure est bonne) de vider complètement le kyste ponctionné. Il faut avoir soin aussi que le vide existe dans l'appareil quand on retire l'aiguille. Mais cela ne met pas absolument à l'abri des accidents, d'abord parce que l'on ne peut pas toujours vider complètement la poche, ensuite parce qu'il n'est pas rare de trouver les parois de la poche si friables, qu'au niveau du point où a pénétré l'aiguille, des fissures puissent se faire et s'étendre en rayonnant plus ou moins loin. Ce petit fait était très net dans un cas de M. Segond. La laparotomie faite quelques minutes après la ponction a permis de le constater aisément.

Donc du liquide va pouvoir tomber dans le péritoine. Quelle sera la conséquence de cet accident ?

Si le kyste est suppuré, il surviendra une péritonite soit localisée, soit généralisée, suivant qu'il y aura ou non des adhérences protectrices. Il est inutile d'insister sur la gravité de cet accident.

Mais le kyste peut n'être pas suppuré. On a dit qu'il pourrait, même dans ce cas, survenir de la péritonite. Les vieilles expériences de Duffin et de Murchinson semblaient le démontrer, mais elles ont été faites dans de mauvaises conditions. Celles plus précises de Finsen (1), de Kirmisson (2), de Vidal (3), de Korack (4), de Dyce Duckworth (5) sont contraires à cette opinion. Finsen, dès 1869, avait remarqué que la pénétration du liquide kystique dans l'abdomen ne provoquait de péritonite que s'il était suppuré. Cadet de Gassicourt (6) et Frerichs (7) ne sont pas de cet avis : le liquide même clair, occasionnerait toujours une péritonite aiguë dans le cas de rupture du kyste.

(1) FINSEN. *Archives générales de médecine*, 1869.

(2) KIRMISSON. *Gaz. hebdom. de méd. et de chirurgie*, 15 décembre 1882, p. 819. *Archives générales de médecine*, novembre 1883, p. 520.

(3) VIDAL. Annales de dermatologie et syphiligraphie, 1880, p. 415.

(4) KORACK. *Berlin.*, 14 mai 1883, p. 302.

(5) DYCE DUCKWORTH. *Société royale de médecine et de chirurgie de Londres*, 25 janvier 1887.

(6) CADET DE GASSICOURT. *Recherches sur la rupture des kystes hydatiques du foie*. Th., Paris, 1865.

(7) FRERICHS. *Traité des maladies du foie*, 1877.

Plus récemment, MM. Mourson et Schlagdenhauffen (1) examinant le liquide des kystes hydatiques du foie non suppurés, y auraient découvert des leucomaïnes dont la présence ne serait pas sans innocuité pour le péritoine. En tout cas, c'est aller trop loin que de nier absolument la nocuité du liquide hydatique et de proposer de l'évacuer dans le péritoine par une ponction sous-cutanée (Murchinson).

De l'urticaire.

S'il est assez rare aujourd'hui, lorsqu'on s'entoure des précautions antiseptiques habituelles et que le kyste n'est pas suppuré, de voir survenir soit de la péritonite, soit d'autres accidents qui ont été signalés et qui sont d'ordre septique, tels que suppuration du foie, embolie pulmonaire, septicémie, etc. ; il n'est pas rare de voir apparaître à la suite de la ponction les phénomènes suivants.

Immédiatement après la ponction, ou plus souvent quelques heures après (dans un cas de M. Bouilly, ce fut pendant la ponction elle-même), on voit survenir des frissons, la température monte rapidement, il y a du météorisme abdominal. On peut craindre des accidents graves, mais le faciès est coloré, le ventre n'est pas douloureux, l'état général n'est pas en rapport avec les phénomènes observés. Bientôt le malade accuse des démangeaisons à la surface du corps ; une *éruption ortiée* apparait avec une confluence plus ou moins grande. Son apparition marque le déclin des phénomènes inquiétants observés, et bientôt ils disparaissent tout à fait.

C'est ainsi que les choses se passaient chez la malade de notre observation I. C'est encore ainsi qu'elles se manifestèrent chez la malade de l'observation LV.

Ce n'est pas toujours une urticaire franche que l'on observe, ce peut être un rash scarlatiniforme (Fagge et Durham), ou quelque chose ressemblant à du pityriasis (Thompson) ou à de la roséole (James).

Monneret d'abord, d'après M. Rendu (2), puis Ladureau (1864),

(1) MOURSON et SCHLAGDENHAUFFEN. Nouvelles recherches physiques et physiologiques sur quelques liquides organiques. *C. R. Ac. des sciences,* 30 oct. 1882, t. XCV.

(2) RENDU. *Dict. encyclop. des sciences médicales.*

J. Harley (1866), Murchinson (1867), firent connaître cet accident.
C'est surtout Finsen qui l'étudia très soigneusement en Islande (1869).

Quelle est la cause de cette éruption ? Pour M. Jaccoud, l'urticaire
est due à une action réflexe provenant de la ponction du péritoine.
Cette opinion ne nous paraît pas soutenable car l'urticaire ne se
montre jamais dans les ponctions de cette séreuse faites pour l'ascite
ou pour une affection abdominale autre qu'un kyste hydatique du
foie. En outre, on peut l'observer dans la ponction de kystes hydatiques
extérieurs.

Nous acceptons plus volontiers l'opinion de M. Debove [1] qui en
fait une intoxication par pénétration dans le torrent circulatoire d'éléments provenant des kystes hydatiques. Les phénomènes sont alors
analogues à ceux qui se produisent dans l'urticaire *ab ingestis*. Peut-
être cette intoxication est-elle due aux leucomaïnes qu'ont découver-
tes MM. Mourson et Schlagdenhauffen.

Un cas de J. Wolf appuie cette théorie : il montre une urticaire survenue à la suite de la ponction d'un kyste hydatique de la cuisse [2].

L'absorption peut se faire soit par la séreuse péritonéale, soit par
des vaisseaux accidentellement ouverts ainsi que le démontre une
remarquable observation de M. le professeur Bouchard. (V. Achard.)
Le trocart avait ouvert une grosse branche de la veine porte. Il y eut
une urticaire généralisée.

Toutefois, tout n'est pas absolument clair dans cette pathogénie de
l'urticaire. On sait, en effet, que l'éruption peut survenir pendant
l'évolution du kyste, en dehors de toute intervention et de tout symptôme pouvant faire penser à une rupture. Sans doute, il y a à la surface externe des kystes des vaisseaux sanguins très développés parfois
(Dolbeau, Davaine, Gayet), mais les phénomènes d'osmose sont bien
peu marqués au niveau des kystes hydatiques.

Quelle que soit la pathogénie de cette *urticaire hydatique*, c'est le
plus ordinairement un accident sans importance, et malgré des faits
d'ailleurs mal caractérisés, de mort survenue en même temps que
l'éruption, son apparition, en général, n'est pas inquiétante.

(1) DEBOVE. *De la pathogénie de l'urticaire hydatique. Acad. des sciences*,
19 décembre 1887. De l'intoxication hydatique. *Bull. et mém. de la Société
médicale des hôpitaux*. 1888, 9 mars.

(2) ACHARD. De l'intoxication hydatique. *Arch. générales de méd.*, octobre et
novembre 1888

De l'auto-infection.

Enfin la pénétration du liquide hydatique dans la cavité péritonéale pourrait avoir d'autres conséquences. Volkmann (1) émet l'opinion que cette pénétration peut en quelque sorte semer des hydatides à la surface de la séreuse, parce que dans un cas où la ponction avait été faite, il a trouvé à la surface de la séreuse de nombreux kystes hydatiques.

Or cette multiplicité des kystes de l'abdomen n'est pas très rare. Masseron (2), Lugeol (3) en ont signalé des cas. M. le Dr Bouilly en a vu un cas remarquable. Les pièces présentées par M. Potocki (4) à la société anatomique en font foi. Les bulletins de cette société savante en fournissent d'autres exemples (5). Nous n'admettons pas qu'il s'agisse là d'une *auto-infection*, mais bien plutôt d'une même intoxication parasitaire à manifestations multiples, à des époques différentes d'évolution. C'est cette opinion qu'a soutenue M. Debove devant la Société médicale des hôpitaux l'année dernière. Il peut y avoir à la fois des kystes du foie, de l'épiploon et même de la rate, du rein, du pancréas, du bassin, de même qu'il peut y avoir simultanément chez le même sujet deux kystes du foie indépendants l'un de l'autre, et de volume tout à fait inégal.

En résumé, sans la proscrire comme le faisait Maisonneuve en 1850, nous estimons que la ponction exploratrice est un moyen de diagnostic dont il ne faut user qu'avec une certaine réserve ; cependant elle est si simple qu'en s'entourant de minutieuses précautions antiseptiques, on peut la conserver.

Valeur séméiologique de l'examen des urines.

Mais il est un moyen de diagnostic qui peut fournir sur le siège de la tumeur des renseignements précieux. Ce moyen, c'est l'examen clinique des urines. Nous ne croyons pas qu'il ait jamais été mis en

1 VIe *Congrès des chirurgiens allemands.*
(2) MASSERON. *Kystes multiples de la cavité abd. et pelvienne.* Paris, 1882.
3 LUGEOL. Même sujet. *Journal de méd. de Bordeaux,* 16 décembre 1883.
4 POTOCKI. *Société anatom.,* juillet 1877.
5 MORDRET. *Société anatom.,* juillet 1887. BUDOR, *Société anatom.,* janvier 1887.

usage, et cependant il était tout indiqué d'y avoir recours. On sait,
en effet, quelles relations étroites unissent le foie et la fonction urinaire. Sans faire appel aux idées de Cl. Bernard et à celles du professeur Brouardel sur la production de l'urée au niveau du foie, on sait
les variations que peut subir la quantité de ce produit dans les lésions
de la glande hépatique; tout le monde connaît également les *urines
iumenteuses* de la cirrhose de Laënnec, et les *urines acajou* de l'ictère.
Donc l'état du foie influe sur la nature de la sécrétion urinaire; et
nous sommes persuadé que pour ce qui est des kystes hydatiques
du foie, l'analyse chimique des urines montrerait des variations
manifestes dans les éléments qu'elles contiennent. Mais cette analyse
demande le secours du laboratoire; elle est donc peu pratique. Au
contraire, un examen clinique consistant dans l'addition à de l'urine
d'une petite quantité d'acide nitrique à froid est à la portée de tous.
On sait que si l'on ajoute à de l'urine contenant des sels biliaires une
quantité croissante d'acide nitrique à froid, on voit apparaître diverses colorations successives reproduisant assez exactement en sens
inverses les couleurs du prisme ou de l'arc en ciel. C'est donc un
moyen facile de reconnaître dans une urine la présence de sels
biliaires. Ce moyen, nous l'avons mis en usage dans tous les cas de
kyste hydatique du foie que nous avons eu l'occasion d'observer;
toujours nous avons obtenu la réaction caractéristique. Elle était très
nette chez notre maître d'hôtel (obs. LIV), très nette encore chez
notre femme (obs. XLIV), moins nette chez le jeune homme, qui est
encore à la Charité, mais assez manifeste pour que des personnes
non prévenues reconnussent les différentes colorations.

Au contraire, chez les deux hommes atteints d'abcès de l'abdomen,
à aucun moment nous n'avions pu obtenir ces colorations, et pour
nous, cette absence de sels biliaires devait éloigner l'idée de kyste
hydatique du foie.

Il y a donc là un signe d'une certaine valeur. Existe-t-il dans tous
les cas de kyste hydatique du foie, et en particulier dans les kystes
rattachés à ce viscère par un étroit pédicule. Nous ne pouvons nous
prononcer à ce sujet, n'ayant pas vu un assez grand nombre de cas;
ce que nous pouvons dire, c'est qu'il ne nous a jamais fait défaut. Et
on comprend aisément qu'il en doive être ainsi dans beaucoup de
cas, lorsque se reportant à l'examen histologique fait par M. Malassez,
de la paroi de ces tumeurs, ou encore à celui que fit M. le Dr Latteux

d'un des kystes opérés par M. le Dr Segond, on voit que dans cette paroi de la tumeur, il existe de nombreux canalicules biliaires déformés, comprimés ici, largement dilatés là? On comprend, dis-je, que sans compression de gros canalicules biliaires, sans ictère des téguments, il passe des sels biliaires dans les urines, et que celles-ci donnent avec l'acide nitrique la réaction caractéristique qui peut d'ailleurs apparaître avec des quantités minimes de ces sels.

Il importe donc de ne pas négliger ce petit moyen fort pratique de l'examen clinique des urines qui pourra dans beaucoup de cas préciser la situation d'une tumeur abdominale dont le siège est incertain.

DIAGNOSTIC DE LA SUPPURATION

Souvent, à la suite d'une ponction, quelquefois à la suite d'une ouverture mettant la cavité kystique en communication avec l'air extérieur, ou encore sous une influence non déterminée, le kyste subit la transformation purulente. Cette transformation s'annonce par des phénomènes généraux fébriles, petits frissons répétés, sueurs troubles gastriques, ictère, grandes oscillations de la température. Le faciès devient abdominal, il y a de l'amaigrissement, et l'état s'aggrave plus ou moins rapidement.

Quelquefois on voit l'état général ne pas s'aggraver alors que le kyste est suppuré; mais il survient à des périodes plus ou moins rapprochées en même temps que de vives douleurs hépatiques et des frissons, des poussées d'ictère et des accès fébriles durant plusieurs jours pour cesser pendant quelque temps, puis recommencer de nouveau.

Il est important de faire ce diagnostic de la suppuration du kyste, car celle-ci exige une intervention rapide sous peine de voir des accidents graves survenir avec ou sans rupture dans le péritoine, l'estomac et les voies biliaires, les plèvres, le poumon et les gros vaisseaux (veine cave) (1), et la mort s'ensuivre. La ponction aspiratrice pourra en ramenant du pus ne pas laisser le moindre doute sur l'existence de la suppuration.

(1) HENRI FAILLE. *Une complication rare des kystes hydatiques du foie.* Th. de Paris, 1884.

DEUXIÈME PARTIE

TRAITEMENT

On a signalé des cas où à la suite d'un traumatisme léger, d'une maladie générale intercurrente ou même sans cause appréciable, un kyste hydatique du foie a pu spontanément peu à peu diminuer de volume, régresser et disparaître. Ce phénomène survient à la suite de la mort des hydatides, laquelle on le sait, d'après Gubler, est indiquée par la présence d'albumine dans le liquide du kyste. Habran (1) a montré les modifications qui, dans ce cas, amenaient la *guérison spontanée*. Le liquide devient albumineux et louche, puis se résorbe ; les crochets, sels, cellules épithéliales, cristaux d'hématoïdine, tout cela par dégénérescence constitue une petite masse caséeuse. La poche elle-même se rétracte, se sclérose, s'infiltre de sels calcaires. Bourdel (Société anatom., février 1880) a présenté un cas de kyste ainsi terminé par calcification.

Cette transformation heureuse est très rare, et il ne faut guère compter sur elle. En général la tumeur progresse, et entraîne des troubles sérieux appelant une intervention ; sinon ces troubles s'aggravent, des complications surgissent qui amènent la mort du malade.

La mort de l'hydatide entraînant la guérison du kyste, on devait chercher le moyen d'amener cette mort de l'hydatide, et c'est le but qu'ont poursuivi toutes les méthodes dites médicales, par M. Poulet (2), probablement parce qu'elles ont été employées surtout par des médecins, mais en réalité médico-chirurgicales. Ainsi sont nées :

1° L'*acupuncture* de Trousseau (3), procédé qui consistait à enfoncer

(1) HABRAN. Thèse, Paris, 1869.

(2) POULET. In *Revue de chirurgie*, 1886. p. 442.

(3) TROUSSEAU. *Cliniques de l'Hôtel-Dieu*. Paris, 1865, 2ᵉ édit., t. III.

dans la tumeur 30 à 40 aiguilles rapprochées l'une de l'autre. Ce procédé a été d'ailleurs fort peu employé.

2° *L'électrolyse*, qui consiste à enfoncer dans la poche des aiguilles métalliques, et par leur intermédiaire à faire passer un courant électrique dans la tumeur. Cette méthode a été surtout mise en usage en Angleterre. Fagge et Durham (1), en 1870, firent connaître 8 cas où ils auraient obtenu la guérison par ce procédé. Finsen l'a employée en Islande. En Italie Semmola et Gallozi (2) n'ont pas obtenu de résultats bien satisfaisants. En France cette méthode a été peu employée. Dujardin-Beaumetz (3) l'appliqua sans succès à un malade que le professeur Richet eut ensuite à traiter. Malgré la modification qu'apporta au procédé Henrot (4), de Reims, et l'énergique plaidoyer dont il l'appuya, cette méthode de traitement a peu de crédit chez nous. M. le Dr Apostoli nous a dit cependant avoir obtenu de très beaux résultats. On a reproché à cette méthode : 1° d'amener la *suppuration*, suppuration qui fut mortelle dans un cas de Leube (5), mais que l'on peut éviter en s'entourant de précautions antiseptiques suffisantes. 2° De déterminer des douleurs très vives. C'est l'intensité de ces douleurs qui, dans le cas auquel nous faisions allusion plus haut, a obligé M. Dujardin-Beaumetz, à renoncer à l'électrolyse après trois tentatives ; 3° de ne donner aucun résultat lorsqu'elle n'entraîne pas d'accidents. Peut-être cette dernière objection est-elle trop absolue, en tous cas, la méthode ne paraît applicable qu'aux kystes petits et uniloculaires.

3° La *ponction simple* imaginée par Jobert de Lamballe, qui consistait à enfoncer chaque jour dans la tumeur un trocart capillaire jusqu'à ce que la tumeur se fût flétrie ; mais bien souvent cette régression cherchée ne se produisait pas, on voyait survenir la suppuration, et des accidents graves, parfois mortels.

Cette ponction de Jobert de Lamballe était donc bien différente de celle que l'on pratique actuellement et sur laquelle nous reviendrons puisqu'elle cherchait la mort des hydatides par la piqûre des parois,

(1) H. Fagge et Durham. *Soc. Roy. med. clin.* Londres, 8 novembre 1870.
(2) Morgagni, 1881, Semmola. *Annali clinici de l'ospitale incurabili.* Anno 1.
(3) *Gazette des hôpitaux.* 1882.
(4) Henrot. V° *Congrès pour l'avancement des sciences.*
(5) Leube. *Centralblatt der med. Wissenschaft*, 1874.

comme l'acupuncture de Trousseau, et l'électro-puncture des médecins anglais. C'est de cette méthode bien plus que de l'aspiration que Borgherini (1) s'est inspiré quand il essaie de démontrer qu'il suffit de retirer avec une seringue de Pravaz quelques grammes de liquide pour voir survenir la mort de l'hydatide et la régression du kyste.

Certains faits, extrêmement rares du reste, sont en accord avec cette idée de la mort de l'hydatide par la piqûre du kyste ; c'est ainsi que l'on nous a rapporté un fait, où l'on fit une ponction aspiratrice ; celle-ci ramena tout juste du liquide pour faire le diagnostic, mais ne put vider le kyste ; cependant, on vit celui-ci peu à peu régresser. Ces faits, fort rares d'ailleurs, échappent véritablement à l'analyse ; on ne peut tabler sur eux.

(1) Borgherini. *Gazette médicale italienne*, Venise, 1882. *Centralblatt für chirurgie*, 1883.

I. — **Méthodes qui se proposent d'amener la mort de l'hydatide
en la privant de toute son eau.**

Ponction aspiratrice.

Ce sont toutes les méthodes de *ponction* dérivées en somme de la
méthode de Jobert de Lamballe. Celui-ci se servait d'un trocart fin,
mais il ne se proposait pas d'obtenir l'évacuation. Ces ponctions ont
été faites avec divers trocarts, d'abord. Ainsi pratiquées, elles n'éva-
cuaient qu'incomplètement le kyste; le plus souvent, elles entraînaient
la suppuration de la poche, et un grand nombre d'accidents furent
signalés, parmi lesquels la mort un certain nombre de fois; Davaine (1),
Moissenet (2), Martineau (3). M. Guyot (4) en rapportent des exemples.
M. Guyot pour sa part en relate 8 cas.

Aussi cette méthode avait-elle subi une grande dépréciation quand
l'aspiration vint lui redonner une vigueur nouvelle et telle que la ponction simple avec aspiration est demeurée encore aujourd'hui une
méthode de traitement des kystes hydatiques du foie. C'est surtout
sous l'énergique impulsion de M. Dieulafoy que cette méthode a sur-
vécu au naufrage des anciennes méthodes de ponction.

Nous avons vu à propos du diagnostic que cette méthode de la ponction capillaire aspiratrice pouvait être utilisée comme moyen de diagnostic; donc elle peut servir à la fois au diagnostic et au traitement.
On a reconnu que dans l'un et l'autre cas, elle doit être *évacuatrice*,
c'est-à-dire qu'elle doit vider le contenu de la poche aussi complètement que possible.

En effet, si l'évacuation est incomplète, la poche restant tendue, et

(1) DAVAINE. *Loc. cit.*
(2) MOISSENET. *Archives de médecine*, 1859.
(3) MARTINEAU. *Union médicale*, 1875.
(5) GUYOT. *Société médicale des hôpitaux*, 1875.

portant une perforation, pourra sous l'influence des mouvements du foie, sous l'impulsion de la pression abdominale, verser une partie de son contenu dans la cavité péritonéale ; ce qui ne sera pas sans inconvénient dans tous les cas.

Manuel opératoire. — Nous avons indiqué plus haut les précautions antiseptiques rigoureuses dont doit s'entourer l'opérateur, soit en ce qui concerne l'appareil (Dieulafoy ou Potain) dont il va se servir, soit en ce qui concerne l'abdomen du malade qu'il va ponctionner.

Celui-ci est au lit, et devra y rester plusieurs jours. On le place dans le décubitus dorsal, puis on passe sous les reins un bandage de corps en flanelle, long et large de manière que l'on puisse après la ponction serrer le malade sans lui faire exécuter aucun mouvement.

Tout étant ainsi préparé, le chirurgien percute une dernière fois la tumeur, et enfonce résolument l'aiguille, imbibée d'huile phéniquée (au 1/20) au point culminant de la matité. Ordinairement il sent après avoir traversé la paroi que l'extrémité de son aiguille est libre, qu'elle joue dans une cavité.

Il ouvre alors le robinet de communication et sous l'influence du vide le liquide s'écoule. Il retire de ce liquide tout ce qu'il peut, mais il évite toujours de palper l'abdomen pendant l'évacuation, ou d'essayer par des pressions de favoriser ou hâter cette évacuation. Lorsque le liquide a cessé de couler sans fermer le robinet, et le vide étant fait dans l'appareil, afin qu'aucune goutte ne tombe en route, l'opérateur, pendant qu'avec le pouce et l'index de la main opposée il soutient la paroi, d'un coup sec, retire l'aiguille. Il ferme aussitôt la petite plaie cutanée avec de la gaze iodoformée recouverte de collodion iodoformé, puis il applique sur le ventre une forte couche d'ouate, et enfin ramenant sur l'abdomen les deux extrémités de son bandage préalablement placé, il exerce sur cet abdomen, une pression douce mais forte. Puis il recommande au malade de ne pas faire de mouvement brusque pendant quelques jours.

Il arrive parfois que la ponction reste blanche, c'est lorsqu'une hydatide vient se mettre sur l'extrémité de l'aiguille qu'elle oblitère ; on retire alors l'aiguille, et on l'enfonce à côté. Si cette 2ᵉ ponction reste blanche c'est que la poche est remplie d'hydatides filles ; enfin il se peut qu'après l'évacuation de tout le liquide la tumeur forme encore une voussure appréciable ; dans ce cas il y a des hydatides filles dans le kyste.

P.   4

Telle est la ponction aspiratrice et évacuatrice ; elle peut par l'analyse clinique et microscopique du liquide donner un élément capital de diagnostic ; et à ce point de vue elle est presque universellement employée, au moins chez nous. M. Dieulafoy insiste beaucoup dans son mémoire de 1872 sur les avantages de la méthode à ce point de vue ; mais il lui attribue encore un autre résultat, celui d'être *curative*. Et la méthode est encore appliquée actuellement en vue de ce résultat.

On a cité à l'appui plusieurs faits de guérison.

Obs. X (I du mémoire de M. Dieulafoy). — Femme de 24 ans, service de Gubler à Beaujon. Kyste saillant sous le rebord des fausses côtes. 1 *ponction aspiratrice*, par M. Dieulafoy ; 500 gr. de liquide clair. Pas d'accidents à la suite ; 15 jours plus tard elle quitte l'hôpital ; la tumeur n'ayant pas reparu. Depuis, pas de renseignements.

Obs. XI (II' de la thèse Demars). — Homme 30 ans, service de M. Empis à l'Hôtel-Dieu ; 2 bosselures dans l'hypochondre droit. Double ponction aspiratrice par M. Netter, médecin des hôpitaux, le 9 août. On retire de l'une 800 gr. et 300 gr. de l'autre, liquide limpide. 35 jours après le malade quitte l'hôpital ; il n'est pas revu.

Obs. XII (Gérin-Rose. *Société médicale des hôpitaux*, 25 mars 1875). — Jeune homme, kyste hydatique du foie ; ponction avec l'aspirateur Potain ; 800 gr. d'un liquide clair, contenant des crochets. Peu après le malade quitte le service ; la tumeur a disparu.

Obs. XIII (Lancereaux. *Soc. méd. des hôpitaux*, 10 juillet 1874). — Kyste hydatique, une ponction évacuatrice par aspiration. Guérison. Malade non revu.

Obs. XIV (Massart. *Soc. méd. des hôpitaux*, 22 octobre 1874). — Kyste hydatique du foie, 1 ponction aspiratrice. Guérison.

Obs. XV (West. *Leçons sur les maladies des enfants*, 1875). — Petite fille, 6 ans ; kyste hydatique du foie, 1 ponction aspiratrice. Guérison.

Obs. XVI (Dujardin-Beaumetz. *Soc. thérapeutique*, 13 novembre 1872). — Kyste hydatique du foie, 1 ponction aspiratrice. Guérison.

— 51 —

Obs. XVII (Edge. *The Lancet*, 29 octobre 1881). — Petit garçon, 4 ans 1/2. 1 ponction. Guérison.

Obs. XVIII (Wartmann. *Revue médicale de la Suisse romande*, 1886, nᵒ 1). — Kyste hydatique du foie ; 1 ponction. Guérison.

Dans ces diverses opérations une seule ponction a amené la guérison, sans accidents, sauf dans quelques cas une éruption d'urticaire.

D'autres fois, il a fallu pour amener la guérison 2 ponctions ou même davantage.

Obs. XIX (II du mémoire Dieulafoy). — Homme 30 ans, 1ʳᵉ ponction, 300 gr. Accidents fébriles, nausées, vomissements, urticaire ; 2ᵉ ponction, 950 gr. de liquide ; pas d'accidents ; 4 mois plus tard le sujet est encore guéri.

Obs. XX (*The Glascow med. Journ.*, 1876, obs. XVII de Demars). — Kyste hydatique du foie ; 2 ponctions aspiratrices. Guérison.

Obs. XXI (*El siglo-medico*, 1878). — Kyste hydatique du foie, 2 ponctions aspiratrices. Guérison.

Obs. XXII (III du mémoire Dieulafoy). — Femme 30 ans, 7 ponctions ; la 1ʳᵉ est limpide, les autres sont purulentes. Dernière ponction le 30 novembre ; la malade quitte l'hôpital le 15 décembre ; elle n'est pas revue.

Obs. XXIII (IV du mémoire Dieulafoy), obs. de MM. Monod et Leroy. — Homme ; 3 ponctions successives : 800 et 1500 gr. de liquide constamment limpide ; pas d'accidents. Guérison.

Obs. XXIV (Gérin-Rose. *Société médicale des hôpitaux*, 9 avril 1875). — Kyste hydatique du foie. Sept ponctions avec aspiration. Bons résultats ; amélioration.

On ne s'est pas arrêté à ce chiffre de 7 ponctions ; il nous souvient avoir vu dans le service de Gillette un malade ayant subi 79 ponctions, sans résultat autre que la suppuration de son kyste.

— 52 —

Obs. XXV (personnelle, inédite, résumée). — Adulte homme. Kyste
hydatique de la face convexe du foie. Envoyé d'un service de médecine au
Dr Gillette, à Tenon, pour traitement chirurgical. Cet homme a subi depuis
plusieurs années 79 ponctions. Manifestement son kyste est suppuré. Gillette
lui fait sous le chloroforme une incision à la partie la plus saillante de la
tumeur parallèlement au rebord costal jusqu'au péritoine exclusivement.
Puis il enfonce à travers celui-ci et la paroi de la poche, une flèche de pâte
de caoutchouc. Pansement antiseptique par-dessus le tout. Pendant quelques
jours le malade souffre ; le 5e jour un suintement apparaît sous le pansement ;
on renouvelle celui-ci : le kyste est ouvert, de nombreuses hydatides se présentent pour sortir. On les attire avec une pince, puis une membrane se
présentant, on tire dessus, et on ramène une sorte de grande poche qui est
la paroi d'hydatide entière.

Le malade guérit assez rapidement sans accidents.

Ces observations semblent indiquer que l'on a pu par la ponction
simple aspiratrice, faite une ou plusieurs fois, obtenir des guérisons.
Je dis *semblent* : car il suffit de lire les observations pour voir que
c'est peu de temps après la dernière ponction que le malade a été
considéré comme guéri ; mais il n'a pas été revu par la suite. La plus
longue durée après laquelle le malade a été revu est dans ces observations de 4 mois. Or cela ne suffit pas pour déclarer le malade guéri ;
il faudrait l'avoir suivi pendant plusieurs années. Plusieurs de ces
prétendus guéris, ont peut être rapidement récidivé, et cela n'est pas
une simple opinion. Un certain nombre de faits sont venus qui l'ap-
puient. Nous indiquerons simplement le suivant qui nous a été trans-
mis oralement par M. le Dr Blocq, ancien interne des hôpitaux.

Obs. XXVI (résumée personnelle). — Jeune femme. Kyste hydatique de la
face convexe du foie. Une ponction aspiratrice. Guérison. Un an plus tard
la tumeur a réapparu ; nouvelle ponction. Cette fois la tumeur ne disparaît
pas et M. le Dr Championnière pratique la laparotomie.

M. Ed. Labbé a recueilli (Bull. Société médicale des hôpitaux) un
certain nombre de cas où des récidives sont survenues 3 ans après une
prétendue guérison. Dans la séance du 26 octobre 1888, M. le Dr Troi-
sier présente comme guéri un malade ponctionné 2 ans auparavant ;
or ce malade a un foie qui est resté gros. MM. *Bucquoy* et *Féréol* qui
l'examinent sont d'avis que le kyste est récidivé.

Il nous est donc difficile d'admettre comme succès définitif tous ces cas présentés comme tels. Je sais bien que l'on peut invoquer contre la récidive, la possibilité que celle-ci ne soit autre qu'un 2ᵉ kyste. Mais des faits ont montré nettement cette récidive dans quelques cas. En outre, on peut remarquer autre chose dans la lecture de ces observations, c'est que toujours la ponction a retiré une quantité de liquide, variant de 200, 300 gr. à 1500 gr. Il est permis de supposer qu'il ne s'agissait dans tous ces cas que de kystes uniloculaires. Au contraire, dans un certain nombre de cas, la ponction n'a pas donné de résultat et on a dû recourir à une autre méthode de traitement. Notre cas ci-dessus, où le malade a subi 79 ponctions inutilement, en est un exemple. En voici d'autres :

Obs. XXVII (Dʳ Aigre. *Société médic. de Boulogne-sur-Mer*, 2 septembre 1885, II de la thèse de Demars). — Kyste hydatique du foie ; ponction capillaire aspiratrice. Insuccès. On fait plus tard une ponction avec un gros trocart, il sort de l'eau et des *hydatides*.

Obs. XXVIII (Dujardin-Beaumetz. *Clin. thérap.*, t. II, p. 152). — Kyste hydatique du foie ; ponction sans résultat ; électrolyse, suppuration. Procédé du gros trocart ; guérison en deux mois.

Obs. XXIX (Chauvel. *Soc. méd. des hôpitaux*, 9 mars 1881. — Kyste hydatique du foie. Deux ponctions évacuatrices sans résultat. Kyste suppuré. Large incision au thermo-cautère.

Donc la ponction peut être inefficace, même lorsqu'on la répète ; dans la dernière observation du mémoire de M. Dieulafoy, elle fut vainement répétée 300 fois.

Même lorsqu'elle parait amener la guérison, ce n'est pas toujours sans accidents.

A savoir : 1ᵉ l'urticaire qui a été signalée dans plusieurs des observations avec accompagnement d'un état général quelquefois très grave et des plus inquiétants et sur lesquels insistent M. Debove (1) et le Dʳ Achard (2).

(1) Debove. *Société médicale des hôpitaux*, 9 mars 1888.

(2) Achard. L'intoxication hydatique, *Revue de médecine*, octobre et novembre 1888.

2° la suppuration. Nous avons vu que celle-ci est survenue à la 2° ponction du kyste auquel M. Dieulafoy fit 7 ponctions. Cette suppuration dans ce cas et dans d'autres n'a pas empêché la guérison.

Mais ce n'est pas toujours ainsi que les choses se passent. Le malade de Gillette dut être opéré et dans l'observation ci-dessus de M. Chauvel, ce chirurgien dut inciser le kyste suppuré qui menaçait de s'ouvrir à l'extérieur. Le danger n'eût pas encore été extrêmement grand quand cette ouverture se serait produite; mais en eût-il été de même si le kyste étant devenu purulent fût venu s'ouvrir dans l'estomac, les voies biliaires, la veine cave inférieure, les voies respiratoires, la cavité pleurale ?

OBS. XXX (GÉRIN-ROZE. *Société médicale des hôpitaux*, 26 mars 1875). — Kyste hydatique du foie. 7 ponctions. Suppuration, amélioration.

OBS. XXXI (MOUTARD-MARTIN. *Société médicale des hôpitaux*, 4 avril 1876. — Kyste hydatique du foie. 3 ponctions. Urticaire. Suppuration du kyste. Guérison.

OBS. XXXII (BRODHURG. *British med. Journ.*, 1877). — Kyste hydatique du foie. Une ponction aspiratrice. Suppuration du kyste. Guérison.

Mais on peut voir survenir des accidents beaucoup plus graves, tantôt inexplicables, tels que les cas de mort subite qui ont été publiés, tantôt parfaitement explicables par une complication grave, la péritonite.

OBS. XXXIII (MILLARD. *Soc. méd. des hôpitaux*, 26 mars 1875). — Kyste hydatique du foie. Mort subite après une ponction.

OBS. XXXIV (BRYANT, *Brit. med. Journ.*, 1878, vol. I, page 947). — Kyste hydatique du foie. Mort subite après une ponction.

OBS. XXXV (SCOTT ORR, *Glascow med. Journ.*, 1876). — Kyste énorme du foie. 1 ponction capillaire. Péritonite. Mort.

OBS. XXXVI (MOIZARD. *France médicale*, 1877). — Kyste hydatique, ponction capillaire. Accidents tardifs d'inflammation. Guérison.

Obs. XXXVII (Pillot. *Soc. anatom.*, 9 nov. 1883). — Kyste hydatique. Ponction simple. Phénomènes septicémiques et hémorrhagiques. Mort.

Obs. XXXVIII (Reclus. In *Gazette hebdomadaire*, 9 avril 1886). — Jeune fille; 1 ponction, urticaire, insuccès; 3 mois plus tard, 2e ponction; mort au bout de 48 h. par péritonite suraiguë.

M. le Dr Siredey rappelle (1) qu'il a vu dans le service de Moissenet un malade qui, ponctionné le matin, mourut le soir même. Martineau publia (1875) un cas analogue.

Nous trouvons dans les bulletins de la Société d'anatomie et de pathologie de Bordeaux (tome VIII, 1887) une observation où la ponction a amené des accidents septicémiques mortels.

Obs. XXXIX (M. Sardac, interne des hôpitaux). — Femme 44 ans, métayère, entre le 20 septembre 1887, service du Dr Baudrimont. Tumeur de l'hypochondre droit aperçue il y a 2 mois, augmentant rapidement de volume. Plusieurs éruptions ortiées, douleurs de l'épaule droite; pas de dégoût pour les matières grasses; fonctions digestives, normales. La femme est maigre, faible: elle a de la gêne respiratoire. A droite, pleurésie avec épanchement: le foie déborde les fausses côtes de 6 centim. Voussure de l'hypochondre droit; matité, fluctuation, indolence.

Le 23 septembre, ponction avec l'aspirateur Dieulafoy; on retire 2 seringues de liquide clair, contenant des crochets caractéristiques.

15 jours plus tard, la tumeur s'est reproduite; la malade est en proie à une grande dyspnée. 2e ponction; 9 seringues d'un liquide encore clair. Le surlendemain, accès de fièvre vespérale qui se renouvelle pendant 8 jours, malgré 70 ctgr. de sulfate de quinine chaque jour.

Les accidents septicémiques s'accusent davantage; l'état général s'aggrave; dyspnée profonde; amaigrissement rapide, muguet.

On met en œuvre le procédé de Récamier; 1er cautère le 27 octobre (pâte de Vienne); 2e, le 30; le 31 on plonge dans la tumeur un fort trocart. Il sort du gaz, et 1,700 gr. de liquide purulent, fétide, jaunâtre. Un tube est introduit par la canule; lavages avec l'eau phéniquée tiède. Le 3 novembre, la malade succombe. A l'autopsie, kyste de la face convexe du foie. Adhérences minimes avec la paroi abdominale; péritonite généralisée; un

(1) Siredey. *Société médicale des hôpitaux; séance du 12 octobre 1888.*

léger épanchement dans la plèvre droite, le poumon droit fortement refoulé est très petit.

En résumé, la ponction simple même avec aspiration et évacuation, ou bien ne donne pas de résultat, ou bien donne des guérisons dont beaucoup sont douteuses, qui souvent ne surviennent qu'après un ou plusieurs accidents sérieux ; appliquée plusieurs fois, elle amène généralement la suppuration du kyste avec ses conséquences graves de l'ordre thoracique et de l'ordre abdominal. Même en l'entourant de toutes les précautions antiseptiques, la ponction aspiratrice est très incertaine comme résultat toujours, dangereuse souvent: mortalité, 15 p. 0/0 (1). Nous l'acceptons à la rigueur comme méthode exploratrice : nous la laissons de côté comme méthode de traitement au moins dans les kystes suppurés et les kystes contenant des hydatides filles. Dans le kyste uniloculaire, nous consentirions à l'essayer une fois, deux fois au plus, mais c'est tout, et encore la ferions-nous suivre de l'injection de sublimé dans la cavité, méthode dont nous allons bientôt parler.

Aussi, avons-nous été surpris de lire tout récemment un plaidoyer d'un jeune chirurgien de Bordeaux, en faveur de la ponction simple, dont l'avantage apparaît d'autant moins qu'elle échoua et amena la suppuration du kyste. Il est vrai que l'auteur se félicite de cette suppuration, parce qu'elle a l'avantage d'amener des adhérences et de permettre l'intervention chirurgicale ; et par le fait, il obtint une guérison. C'était, en effet, ce que se proposaient les anciennes méthodes qui cherchaient à provoquer des adhérences pour pouvoir ouvrir la poche. Elles obtenaient souvent la suppuration du kyste, ce qui n'allait pas sans inspirer bien des terreurs aux opérateurs d'alors, car celle-ci peut être la source d'un grand nombre d'accidents graves sur lesquels nous avons déjà assez insisté et que signalait encore à la Société médicale des hôpitaux, M. Ed. Labbé, il y a trois ans, avec faits à l'appui. Et ce médecin ajoutait avec beaucoup de raison : « La suppuration était jadis un mal nécessaire, mais aujourd'hui, la *chirurgie nous l'a enseigné*, elle est un *accident* que l'on peut et que l'on doit éviter ».

Obs. XL (Dr Lagrange. *Journ. de méd. de Bordeaux*, 1889). Voir *Union médicale*, 7 février 1889. — Jeune fille de 28 ans entre au mois de juil-

(1) Rendu. *Dictionnaire encyclopédique des sciences médicales.*

let 1886 à l'hôpital Saint-André. A l'examen, on constate une tumeur située à gauche le long des fausses côtes, entre la ligne médiane et leurs extrémités antérieures. Ponction avec l'aspirateur Dieulafoy; on retire de la poche 200 gr. de liquide purulent contenant des débris d'échinocoques. Lavage de la poche avec une solution phéniquée, au 15/1000.

La malade quitte l'hôpital puis revient au mois d'août. On constate une tumeur molle soulevant la région épigastrique gauche, plongeant dans la région abdominale et se dirigeant du côté du foie. On pratique alors une incision de 8 centimètres au point culminant de la tumeur, d'où il s'écoule beaucoup de pus jaunâtre, contenant des membranes hydatiques. Pansement phéniqué avec drainage à l'aide d'un gros tube. Quelque temps après la malade était complètement guérie.

M. Ed. Labbé disait, le 26 octobre 1888, à la Société médicale des hôpitaux : « la ponction simple, malgré l'innocuité de l'opération elle-même, est la méthode de traitement *la plus dangereuse* ». Nous partagerions volontiers cette opinion ; cependant cette proposition est un peu trop absolue et nous dirons, que malgré les difficultés qu'il y a à être sûr de l'asepsie des fines aiguilles que l'on emploie, on pourra, en l'entourant des plus rigoureuses précautions antiseptiques, avoir recours à la ponction aspiratrice, sinon comme méthode de traitement, au moins pour affirmer le diagnostic, *au moment de commencer l'intervention.*

II. — **Méthodes qui se proposent de tuer les hydatides par l'injection de substances parasiticides dans les kystes.**

Procédé Baccelli-Debove.

On ne s'est pas contenté de tenter de tuer l'hydatide en la piquant, en l'irritant, ou en lui enlevant son eau, comme si elle vivait de celle-ci, on a encore essayé de faire cesser sa vitalité, en injectant dans l'intérieur de la poche des substances destinées à tuer le parasite. Deux liquides ont en ce sens surtout été employés : la *bile* et la *teinture d'iode*.

Bile. — Nous avons vu plus haut qu'il existe dans la paroi adventice des canalicules biliaires parfois très développés. Ces canalicules peuvent s'ouvrir dans l'intérieur de la poche, comme nous le verrons dans quelques observations ayant trait au traitement chirurgical. Or, on a observé dans les cas de ponctions successives que la guérison du kyste survenait rapidement lorsque le liquide contenait de la bile. De là à conclure que la bile peut guérir les hydatides il n'y avait qu'un pas. Dolbeau l'indiqua en 1856, Voisin le franchit le premier : il obtint un succès. Il répéta la méthode et échoua. D'autres l'essayèrent, en particulier Luton, mais elle donna des accidents ou ne réussit pas ; elle est allée à l'oubli. Cependant à l'étranger cette méthode n'est pas absolument abandonnée, car nous avons trouvé une observation du Dr Juan Mercant (1) où, injectant à 3 reprises tout le contenu de la vésicule biliaire d'un bœuf, il aurait obtenu la guérison d'une tumeur hydatique de la jambe.

Teinture d'iode. — Boinet le premier essaya cette substance dans le service de Briquet à la Charité en 1851. Il communiqua ses résultats à la Société de chirurgie ; ils étaient très encourageants, et Nélaton en 1854 accueillit avec faveur le procédé qu'il mit en pratique.

(1) MERCANT. *Revista Balear de Ciencias medicas et Siglo medico*, 1888.

Bientôt la vogue fut à la teinture d'iode ; toutefois les succès encourageants, ne compensèrent pas les accidents, non seulement d'iodisme, peu graves d'ailleurs, mais aussi d'inflammation et de suppuration, voire même de péritonite. Les cas de mort devinrent assez nombreux ; le procédé fut peu à peu abandonné, et aujourd'hui il n'est plus guère employé. D'autres liquides ont été employés, tels que l'alcool par exemple ; le résultat fut le même ; et l'on peut dire que le traitement des kystes hydatiques par les parasiticides est abandonné, ou plutôt était abandonné, car il vient de reprendre un certain essor avec une nouvelle méthode et un nouveau parasiticide, nous voulons parler de la méthode qui consiste à injecter dans la poche de la liqueur de Van Svieten, car ce n'est pas comme antiseptique que ce liquide est mis en usage dans le cas présent, mais bien comme parasiticide.

Le 2 mars 1887, le professeur Guido Baccelli, dans une leçon clinique professée à Rome (1) faisait connaître un procédé particulier de traitement qu'il avait employé contre les kystes hydatiques du foie Voici sa 1re observation.

Obs. XLI. — Jeune femme de 26 ans, robuste, bien portante, jouissant d'un bon état général, et cependant atteinte d'un volumineux kyste hydatique du foie soulevant fortement la partie inférieure du thorax, l'hypochondre droit et la région de l'épigastre. Le 2 mars Baccelli lui fit à 3 travers de doigt au-dessus du rebord costal, sur la ligne mammaire, avec une seringue à aiguille fine, analogue à la seringue de Pravaz, *bene sterilizzato*, une ponction capillaire. Le kyste était uniloculaire, et l'opérateur retira seulement environ 30 cent. cubes d'un liquide clair comme de l'eau, absolument transparent ; examiné au microscope il présentait les caractères du liquide hydatique. Immédiatement, par la même canule, M. Baccelli introduisit 20 gram. d'une solution de bichlorure de mercure contenant 10 centigr. de ce sel par 100 grammes d'eau distillée. Puis il retira la canule, nettoya très antiseptiquement la petite plaie. Il y eut un vomissement peu après l'opération. Du 2 au 6 mars, il y eut un peu de fièvre. La température fut à 38° le matin, et atteignit le soir jusqu'à 39°. Dès le 7, la température

____

(1) *Clinica medica di Roma.* Prof. Guido-Baccelli. Sudi una rapida guarigione d'un echinococco del fegato. Communicazione del prof. E. Rossoni, Rome, 19 avril 1887.

revint à la normale et s'y maintint. Au bout d'un mois la malade fut renvoyée en état de complète guérison.

Tel est le procédé de Baccelli. Après cette première malade le professeur italien traita un homme atteint aussi de kyste uniloculaire et auquel il retira 20 centimètres cubes de liquide clair qu'il remplaça par 20 centimètres cubes de la solution de sublimé au 1/1000 ; il obtint encore une guérison complète (1).

M. le Dr Debove employa aussi le sublimé, sous forme de liqueur de Van Svieten, mais par un procédé un peu différent. Au lieu de ne retirer que quelques grammes de liquide, il évacue complètement la poche ; puis il injecte une quantité assez considérable du parasiticide. Au lieu de le laisser dans la poche ainsi que le fait Baccelli, la quantité étant ici susceptible, malgré le faible pouvoir osmotique des kystes, de déterminer des accidents par l'absorption, M. Debove retire le liquide injecté. Voici une 1re observation.

Obs. XLII (Debove. *Société médicale des hôpitaux*, 12 octobre 1888). — Femme, 52 ans. Entrée dans le service de M. Debove le 21 novembre 1887. Elle était ictérique, portait à l'épigastre une tumeur hépatique ayant évolué lentement, du volume du poing, un peu douloureuse.

Il fit le diagnostic de kyste hydatique, et le 25 novembre, il évacua par ponction capillaire 500 gr. de liquide clair comme l'eau de roche, puis il lava la poche avec 500 gr. de liqueur de Van Swieten, introduits en 3 fois de manière à ne pas distendre le kyste. Chaque fois l'opérateur laissa le liquide séjourner quelques minutes dans la poche, puis il le retira complètement.

Le 6 décembre, la tumeur ayant paru se reformer, M. Debove fit une nouvelle ponction qui donna un liquide absolument sanguin ; ce qui ne laissa pas que d'effrayer un peu le médecin, qui pensa avoir ponctionné un vaisseau important et interrompit immédiatement l'opération. Le liquide rouge retiré contenait des débris d'hydatides. A dater de cette époque la situation alla toujours s'améliorant, l'ictère avait disparu, ainsi que les douleurs ; cependant le foie dépassait encore les fausses côtes de 4 travers de doigt, lorsque le 25 décembre la malade quitta le service sur sa demande expresse. Depuis cette

(1) *Riforma medica*, 11 juin et 30 août 1887. Dans une lettre que le professeur Baccelli voulut bien nous envoyer, il nous dit n'avoir pas d'observation nouvelle.

époque elle jouit d'une parfaite santé, le foie s'est progressivement rétracté, et aujourd'hui il est à peine saillant.

Dans un autre cas M. Debove suivit le même procédé ; mais employa un liquide tout différent. Voici ce cas.

Obs. XLIII (Debove. *Société médicale des hôpitaux*, 12 octobre 1888). — Homme 30 ans, garçon boucher. Tumeur épigastrique. Ponction le 5 avril 1888, donne 500 gr. d'un liquide absolument clair, caractéristique. Le 20 avril la tumeur s'était reproduite, nouvelle ponction ; 700 gr. de liquide un peu louche, reproduction du liquide. Le 11 mai, nouvelle ponction, extraction de 600 gr. de liquide, puis lavage de la poche avec un litre de solution de *sulfate de cuivre*, à 5 0/0. Deux jours plus tard, érysipèle de la face ; température de 39° à 40°,5 pendant une semaine. La tuméfaction hépatique diminue ; fin mai le malade paraît guéri ; il sort de l'hôpital. M. Debove l'a revu le 20 août, il n'y avait plus trace de tumeur ; l'état général était excellent.

M. Debove fait suivre sa communication sur ces deux faits des paroles suivantes : « le sublimé paraît avoir ici une action bien supérieure à celle des autres substances et notamment à celle de la teinture d'iode. Il est un des parasiticides les plus énergiques et de plus, dans le cas de kyste non suppuré, il ne forme pas d'albuminate de mercure, et agit plus énergiquement qu'en aucune autre circonstance ». Et il ajoute : « si j'avais un nouveau kyste hydatique à traiter, je donnerais la préférence aux injections de sublimé en employant la technique suivante : Évacuer tout le liquide du kyste par ponction aspiratrice ; injecter 100 gr. de liqueur de Van Svieten (ou une quantité moindre s'il s'agissait d'un petit kyste), et retirer au bout de 10 minutes la liqueur injectée ».

Cette technique, M. le professeur Trélat l'a suivie scrupuleusement dans le cas suivant de kyste hydatique du foie uniloculaire non suppuré. Le résultat s'est montré des plus favorables, puisque peu à peu la tumeur a régressé et qu'en ces derniers temps elle avait presque complètement disparu.

Obs. XLIV (Inédite. Personnelle). — *Kyste hydatique du lobe gauche du foie (face inférieure) non suppuré, uniloculaire. — Traitement par la méthode Baccelli-Debove; guérison. — Rein flottant, non douloureux.*

Antécédents. — La nommée Marie P..., 32 ans, dame de magasin, entre le 27 octobre 1888 dans le service de M. le professeur Trélat à la Charité, salle Gosselin, lit n° 17.

Cette femme, grande, forte, un peu maigre, bien portante en apparence, ne présente rien de particulier dans ses antécédents héréditaires. Personnellement elle a eu quelques maladies sans conséquences sérieuses ; gourmes, rougeole, scarlatine.

Réglée à 16 ou 17 ans, sans difficultés, elle est encore régulièrement et normalement réglée.

Une grossesse il y a 8 ans; couches normales, l'enfant est bien portant.

Début. — En somme rien de bien particulier à noter jusque il y a 5 à 6 ans.

A cette date elle éprouve quelques douleurs tantôt vagues, tantôt assez vives dans l'hypochondre gauche. Ces douleurs attirent son attention de ce côté et lui font constater dans ce flanc, l'existence d'abord d'une réplétion mal caractérisée, puis peu à peu d'une tumeur plus nette. A partir de ce moment cette tumeur s'accrut assez régulièrement sans poussées brusques. Les douleurs se manifestèrent de temps en temps, pas très vives ordinairement; mais la tumeur par sa présence constituait pour la malade une gêne sérieuse : elle l'empêchait, en particulier, de se baisser.

Jamais d'ictère.

Il y a 6 à 8 mois, sur le conseil de son médecin, elle fut consulter M. le Dr Lancereaux qui lui fit une ponction par laquelle il retira quelques grammes d'une eau très claire. Il lui conseilla d'entrer à l'hôpital; elle s'y refusa à ce moment; mais voyant sa tumeur s'accroître elle se décida et entra dans notre service.

Dès qu'on découvre le ventre de la malade, on aperçoit facilement un soulèvement manifeste du thorax dans l'hypochondre, du côté gauche, soulèvement qui s'étend aussi à la partie voisine de l'abdomen, et la rend saillante au lieu d'être déprimée. Sur le thorax il remonte jusqu'à la 6e côte.

En explorant la région, on constate que ce soulèvement est dû à la présence sous la paroi abdominale d'une tumeur arrondie, lisse, du volume d'une tête de fœtus, bien limitée, très tendue, difficilement fluctuante, plutôt élastique et rénitente.

La percussion ne permet pas de déterminer en aucun point du frémissement hydatique ; elle permet de noter de la matité dans toute l'étendue de la tumeur ; la sonorité de l'espace de Traube a disparu ; les espaces intercostaux à ce niveau sont élargis et soulevés. La matité est limitée en bas par une courbe à concavité supérieure dont le summum répond environ au niveau d'une ligne horizontale passant par l'ombilic. Du côté du foie, la matité se continue avec celle du lobe gauche qu'il semble sentir par la palpation en contiguïté avec la tumeur. Cet organe d'ailleurs est manifestement réduit de volume dans son ensemble.

La tumeur n'est pas mobile, elle ne suit pas les mouvements du diaphragme pendant la respiration.

La mensuration faite sur le thorax passant par le milieu de la 9ᵉ côte donne :

Pour le côté droit, 0ᵐ,35.

Pour le côté gauche, 0ᵐ,38.

En explorant la fosse lombaire pour constater si la tumeur s'étend dans cette fosse, on constate un phénomène inattendu ; on sent le rein, mais très rapidement il fuit entre les deux mains comme un noyau de cerise entre les doigts, et on le retrouve au détroit supérieur du bassin ; il suffit de le presser pour le refouler facilement dans la fosse lombaire. Aucune douleur n'accompagne ces déplacements de ce rein dont la mobilité est complètement ignorée de la malade qui n'en a jamais souffert.

Troubles fonctionnels. — A peu près nuls ; nous avons dit qu'il n'y avait que peu ou pas de douleurs ; il n'y a actuellement, et il n'y a jamais eu de troubles gastro-hépatiques : appétit normal ; appétence pour tous les aliments, jamais de nausées ou de vomissements, ni diarrhée, ni constipation. Pas d'ictère ni même la moindre teinte subictérique.

Les mictions sont un peu fréquentes ; il y en a 2 à 3 par nuit ; la quantité des urines est un peu au-dessus de la normale : physiquement elles ne sont pas modifiées ; examinées avec les réactifs spéciaux, elles ne contiennent ni albumine, ni sucre.

Traitées par l'acide nitrique à froid en abondance, elles donnent nettement les différentes colorations que ce réactif fait apparaître dans les urines contenant des sels biliaires.

Donc, tous les caractères objectifs de cette tumeur s'accordent pour qu'on déclare qu'il s'agit d'un kyste hydatique ? Mais appartient-il au foie ? Il ne peut appartenir au rein qui a les caractères particuliers que nous avons indiqués ; l'idée d'un kyste de la rate est bien peu probable. Ceux-ci sont fort rares, et de plus la tumeur s'étendrait davantage en arrière. Il est bien plus rationnel de penser qu'il s'agit d'un kyste hydatique de la face inférieure du lobe gauche du foie, et c'est à ce diagnostic que s'arrête M. le professeur Trélat. Pour nous, la réaction des urines rend ce diagnostic extrèmement probable.

Opération. — Le 21 novembre, après bain général ; savonnage soigneux de la région et lavages à l'éther d'abord puis avec une solution de biiodure de mercure au 10000ᵉ. M. Trélat fait à l'aide de l'aspirateur Dieulafoy muni d'une aiguille nᵒ 2 (le tout aseptisé soigneusement), au point le plus culminant de la tuméfaction, une ponction aspiratrice par laquelle il retire sans difficulté 1050 gr. d'un liquide absolument clair. Tout écoulement cessant, on juge que le kyste est totalement vidé ; alors on fait passer dans le corps de pompe une solution de sublimé au 1000ᵉ dont on refoule dans la poche 100 gr. exactement. Ces 100 gr. restent 10 minutes dans la poche, puis faisant le vide dans l'aspirateur on retire tout le liquide de nouveau inclus dans la poche. On retire ainsi par aspiration 170 gr. de liquide, chiffre qui montre que lors de l'aspiration qui a précédé l'injection, malgré les apparences, le kyste n'avait pas été entièrement vidé. L'aiguille est alors retirée ; son petit orifice dans la paroi abdominale est occlus avec du collodion iodoformé ; une bonne couche d'ouate est appliquée sur le ventre et fixée par un bandage de corps préalablement passé sous la malade, et assez fortement serré. Tout cela s'est fait rapidement et la malade n'a pas souffert.

Le 21, au soir, le pouls est fréquent, la température = 38° ; la malade a vomi ; elle a des nausées ; le ventre n'est pas douloureux.

Le 22, la malade n'a pas dormi pendant la nuit ; elle éprouve quelques douleurs vagues dans le ventre, du côté des reins, P. 100, T. 38°.

Le soir : Pouls 118, T. 38°,8 ; il y a eu 2 vomissements alimentaires ; la malade a encore envie de vomir. Le ventre est ballonné, très sonore, mais non douloureux à la palpation.

Le 23. La surface presque entière du corps est couverte d'une éruption ortiée des plus nettes ; le ventre est encore ballonné, mais nullement douloureux, T. 38°,6 ; la malade se sent mieux ; cependant la température monte le soir à 38°,4.

Le 24. L'éruption ortiée a disparu, ainsi que le ballonnement ; le pouls est calme ; la température a tombé à 37°.3 ; mais elle remonte encore à 38°,4 le soir.

Le 25. Il y a une apparence de mieux très sensible ; Température 38°,4 le matin, 38°,6 le soir.

Le 26 et le 27. Le tableau change et devient inquiétant : de 37°,4 la température monte à 40° le premier jour, pour descendre à 37°,8 le lendemain matin, et remonte à 39°,7 le soir, avec accompagnement de petits frissons et de douleurs dans l'hypochondre gauche. Le ventre est modérément ballonné, peu douloureux à la pression.

M. Trélat se demande s'il ne va pas devenir urgent de pratiquer la laparotomie.

Le 27 et le 29, il y a amélioration ; la température oscille entre 37°,6 et 38°,4.

Le 30 et surtout le 1er et le 2 décembre, le thermomètre remonte de nouveau, la température atteint 38°,8, 39° et même 39°,4.

Les inquiétudes renaissent, mais le 4 elles commencent à se calmer ; le 5, la température descend au-dessous de 38°, qu'elle ne dépasse ensuite qu'une ou deux fois. Toutefois il y a encore de temps en temps des petits frissons et de la douleur locale. Cependant au bout d'un mois il semble que tout accident soit conjuré, et il est manifeste qu'il y a eu une diminution dans la tumeur.

Le 25 décembre la malade veut absolument quitter l'hôpital. Nous la revoyons le 20 janvier ; sa tuméfaction a disparu ; l'hypocondre est normalement déprimé, et ce n'est que par une palpation attentive que nous arrivons à sentir profondément une petite masse dure, arrondie, ayant fui vers la droite de l'abdomen avec le lobe gauche du foie.

La malade nous dit que ce serait particulièrement 6 semaines après l'injection qu'une disparition brusque serait survenue, pendant une nuit, de la tuméfaction qu'elle portait encore. Nous ne pouvons évidemment vérifier la valeur de ce dire, mais aucun phénomène de douleur ou autre ne nous permet de penser qu'il y ait eu une diminution brusque par rupture dans une cavité quelconque. Peut-être est-il permis de considérer cette malade comme guérie. Elle présente toutefois encore un peu de pleurésie sèche de la partie inférieure de la plèvre gauche, dont elle portait déjà des manifestations pendant son séjour à l'hôpital. Mais cette pleurésie ne paraît pas présenter de caractère sérieux. Nos derniers renseignements sans pouvoir préciser l'état de la tumeur hépatique, nous donnent comme assez peu satisfaisant l'état général de la malade.

P.

A propos de sa communication M. Debove rappelle à la Société médicale des hôpitaux deux autres faits.

Le 1er est dû au docteur Mesnard (1), de Bordeaux, qui vit un kyste devenir purulent à la suite de ponctions répétées. Alors il évacua son kyste, le lava avec un litre et demi de liqueur de Van Swieten, puis avec de l'alcool pour enlever l'excès de sublimé. Le malade était dans un état général des plus graves; il guérit parfaitement.

Le 2e est dû à Arthur Sennett (2), qui rapporte avoir toujours employé avec succès la méthode suivante :

Ponction avec une grande seringue hypodermique; évacuation de 2 drachmes environ (2 gr. 5) de liquide; injection d'une égale quantité de sublimé en solution à raison de 0 gr. 118 par pinte (0 litre. 567). C'est absolument le procédé Baccelli; l'auteur anglais n'indique pas le nombre de ses succès.

Enfin M. Debove rapporte encore que M. Dujardin-Beaumetz, à un malade atteint de plusieurs kystes abdominaux, foie, rate, et paroi abdominale, injecta dans la poche développée dans la paroi, deux seringues de Pravaz de *peptone mercurique ammonique* de Delpech (ce qui équivaut à 2 centigr. de sublimé), après avoir *préalablement* retiré 2 seringues de Pravaz de liquide du kyste. C'est toujours le procédé Baccelli-Sennett. 8 jours après cette première *intervention*, la même opération est renouvelée; puis la semaine suivante la poche est vidée. Au bout d'un mois la tumeur ne s'est pas reproduite.

Là ne s'arrête pas le nombre des cas où le procédé particulier que nous décrivons fut employé.

M. le docteur Bouilly l'employa chez 2 malades; l'une avait 2 kystes hydatiques; tous deux furent traités par le procédé Debove; les 2 tumeurs disparurent : chez l'autre l'injection échoua ; M. Bouilly dut faire la laparotomie (3).

M. le Dr Terrillon (4) a employé 2 fois la méthode, en modifiant le procédé. Dans son premier cas, il fit la ponction aspiratrice, retira 450 gr. *de liquide*, puis *il injecta 100 cent. cubes de solution de sublimé au millième qu'il retira intégralement.*

(1) MESNARD. *Gazette hebdomadaire des sciences médicales de Bordeaux*, 1884.

(2) SENNETT. *The Lancet*. 18 juin 1887.

(3) BOUILLY. *Cours de la faculté*, et communication orale.

(4) TERRILLON. *Leçons de clinique chirurgicale*, Paris, 1889. p. 491.

Dans l'autre cas, il mit en usage le procédé de Baccelli. Il s'agissait d'une femme de la Salpêtrière atteinte d'un kyste contenant des vésicules filles ; aussi la ponction ne put-elle retirer que 25 gr. à 30 gr. de liquide. M. Terrillon injecta avec une seringue de Pravaz 10 centimètres cubes d'eau contenant deux centigrammes de sublimé.

Dans l'un et l'autre de ces 2 cas ; il n'y eut pas d'accidents, la poche se rétracta rapidement et l'opérateur se déclara très satisfait de la méthode.

Nous avons eu connaissance de deux autres cas où le procédé de M. Debove a été employé ; un cas de M. le Dr Juhel-Renoy à Laënnec (service du professeur Cornil) un autre, tout récent de M. le Dr Terrier. Les résultats ne nous sont pas connus de sorte que nous n'en pouvons pas tenir compte.

Telle est cette méthode que ses partisans croient appelée à prendre une grande importance dans l'avenir.

Examinons ce que l'on en doit penser.

Nous avons là sans compter les cas de Sennett 12 observations où le kyste a été traité par l'injection de sublimé, soit par le procédé Baccelli, soit par le procédé Debove.

Ces 12 observations donnent 11 succès, 1 insucès. Pas d'accidents sérieux.

Voilà donc une excellente méthode puisqu'elle donne presque 100 pour 100 de guérisons. Cependant il nous faut faire des réserves ; presque tous ces malades avaient des kystes uniloculaires ; or c'est dans ces kystes que la ponction simple a quelquefois donné des succès ; il n'y avait que le dernier cas de M. Terrillon où le kyste était rempli d'hydatides filles. Et puis, est-il bien sûr que tous ces malades soient guéris véritablement et qu'il n'y aura pas de récidives; n'avons-nous pas vu à propos de la méthode par ponction simple, cette récidive survenir au bout d'une, 2, 3 années. Nous ne pouvons donc pas encore juger cette méthode; les faits ne sont ni assez nombreux, ni assez anciens pour les compter comme des guérisons absolues. Toutefois nous ne la croyons guère applicable aux kystes contenant de nombreuses hydatides. Que peuvent faire quelques centigrammes de sublimé dans une poche bourrée d'hydatides comme dans l'observation de M. G. Marchant que nous rapportons plus loin, et dans une de M. le Dr Segond qu'on lira également plus loin ? Rien, sans doute.

Tout ce que l'on peut pour le moment dire de cette méthode c'est que, pratiquée avec les précautions habituelles, elle paraît inoffensive. Nous avons vu cependant par notre observation personnelle qu'elle ne met pas à l'abri de tous les accidents, en particulier de l'urticaire ; et nous avons vu M. le professeur Trélat, en présence des frissons que présenta à plusieurs reprises son opérée, en présence des mouvements fébriles, se demander à plusieurs reprises s'il n'allait pas être obligé d'intervenir par la laparotomie. Pendant plusieurs semaines cette malade inspira des inquiétudes en ce sens. Ce serait donc s'avancer que de dire que la méthode est absolument inoffensive ; cependant elle n'offre pas de danger sérieux. Y a-t-il un avantage qui doive faire préférer le procédé Debove au procédé Baccelli ? M. Debove déclare que le procédé Baccelli doit être proscrit parce qu'en ne retirant que quelques grammes de liquide il s'expose à des accidents, la poche restant tendue. M. Debove exagère un peu ; il n'y a pas de danger bien sérieux avec une aiguille aussi fine qu'une aiguille de Pravaz ; par contre il n'est pas sans inconvénient peut être d'injecter dans tous les cas 100 gr. de solution de sublimé au 1/1000 dans une poche kystique ; on n'est pas toujours sûr de pouvoir retirer tout le liquide et il peut en résulter des accidents ; à ce point de vue le procédé Baccelli a l'avantage sur le procédé Debove.

En terminant ce qui a trait à cette méthode nous dirons que nous serions disposés en présence d'un kyste *uniloculaire, non suppuré*, à l'essayer une fois, sauf à recourir à un traitement plus actif et plus sûr si elle échoue.

III. — **Méthodes chirurgicales proprement dites.**

A. — *Méthodes anciennes.*

C'est en France que sont nées ces méthodes ; elles se proposent d'ouvrir largement le kyste afin de l'évacuer d'abord, puis de faire des lavages dans son intérieur. Mais il y a entre ce kyste plus ou moins inclus dans le foie et l'extérieur non seulement la paroi abdominale, mais un fossé à franchir, la cavité péritonéale qu'il faut ouvrir. Et ce fossé devait être un bien rude pas à sauter pour des opérateurs ignorant l'asepsie chirurgicale, aussi les voit-on, anxieux devant ce terrible aléa, s'ingénier à combler le fossé pour le franchir sans danger. Or un seul moyen s'offrait à eux pour obtenir ce résultat la production d'adhérences entre la paroi kystique et le feuillet séreux pariétal afin que l'opérateur pût trouver sur sa route des barrières fermant la communication avec la cavité péritonéale. Jusqu'en 1879 en Angleterre, jusqu'en 1885 en France, les méthodes chirurgicales ont bien varié, mais toutes poursuivaient le même but, la production de ces adhérences tutélaires. Les procédés en sont très divers.

Guidé par la pratique de Graves pour les abcès du foie, Récamier imagina en 1825 (1) le *procédé de Récamier* qui consiste à faire sur la paroi abdominale au devant de la poche des applications successives de caustiques qui, mortifiant les parties molles de la superficie à la profondeur provoquent des adhérences avec la poche kystique et même ouvrent celle-ci qui, alors, ne pouvant plus pénétrer dans l'abdomen s'évacue au dehors.

La méthode de Récamier ou des *caustiques* a subi des variantes.

Dolbeau n'attendait pas que le kyste fut ouvert par le caustique, il incisait crucialement l'eschare au bistouri. M. le professeur Richet remplaça la pâte de Vienne par le chlorure de zinc, et sans attendre

(1) RÉCAMIER. *Revue médicale française et étrangère de 1825.*

l'ouverture spontanée ponctionna le kyste à travers l'eschare à l'aide d'un gros trocart.

Ce procédé présentait plusieurs inconvénients graves.

1° La nécessité de faire plusieurs applications de caustiques ;

2° La douleur provoquée par ces cautérisations.

3° La lenteur car il fallait au moins 16 jours avant que le kyste ne s'ouvrit.

M. Tillaux dans le but d'activer le traitement et, par suite, de diminuer les douleurs procédait encore en 1881 de la façon suivante : chloroforme, incision au bistouri de la paroi abdominale jusqu'au kyste, péritoine exclusivement ; pénétration du kyste par une flèche de Canquoin qui perfore la séreuse. Au bout de 3 à 4 jours le kyste est ouvert. C'est le procédé qu'employa Gillette dans le cas que nous rapportions plus haut au chapitre de la ponction simple et qui fut suivi de guérison (obs. XXV).

Cette méthode des caustiques même avec la modification qu'y apporta Tillaux est longue, incertaine, les adhérences sont très souvent faibles, elle a donné des succès, mais elle a aussi bien des morts ; d'après Hauxley (Reclus) sa mortalité serait de 36 0/0. Elle est aujourd'hui généralement abandonnée même par M. Tillaux ; c'est une mauvaise méthode. Toutefois il ne faut pas lui jeter trop vigoureusement la pierre, et avec Vallas (1), nous admettrons volontiers qu'elle a pu rendre des services en son temps. Cependant même au temps de la chirurgie non aseptique, elle eût un grave inconvénient, à savoir les douleurs qu'elle déterminait ; et peu d'années avant sa création son auteur lui avait substitué une autre méthode, l'incision en 2 temps. Car c'est Récamier qui, lui aussi, vers 1830, créa le procédé qu'on attribua à Bégin et qui fut appelé *procédé de Bégin*. Il consistait dans l'incision de la paroi abdominale tout entière y compris le péritoine jusqu'au kyste exclusivement ; puis dans la plaie on mettait un pansement ; au bout de quelques jours on l'enlevait, des adhérences s'étaient formées ; on incisait le kyste. Mais il est facile de se rendre compte avec quels accidents se trouvait aux prises le chirurgien qui pour pansement appliquait sur ce ventre ouvert un linge enduit de cérat ! Aussi malgré les douleurs, le 1er procédé de Récamier survécut, le second fut rapidement abandonné. Et pourtant il ne lui man-

(1) VALLAS, Traitement des kystes hydatiques du foie. *Province médicale*, 1887.

quait que de bénéficier des progrès de la chirurgie antiseptique pour devenir praticable. Aussi allons-nous le voir réapparaître avec l'antisepsie en chirurgie et prendre la première place parmi les méthodes chirurgicales de traitement des kystes du foie. De sorte que les 2 méthodes Récamier et Bégin auront subi des fortunes opposées, la méthode de Récamier d'abord prépondérante, celle de Bégin rejetée, puis de nos jours la méthode des caustiques abandonnée, celle de la double incision remise en honneur.

Ce sont les Allemands et en particulier Volkmann qui, dès 1877, remirent cette méthode au premier rang.

Nos voisins d'outre-Rhin ignoraient-ils le procédé de Bégin d'ailleurs mis en usage par Russel (1), par Jarjavay (2), par Velpeau et d'autres; cela est bien douteux. Toujours est-il qu'ils firent comme s'ils l'ignoraient; l'honneur assez beau déjà pourtant d'avoir tiré la méthode de l'oubli par l'antisepsie, et de l'avoir rendue digne d'être mise au nombre des méthodes nouvelles ne leur suffit pas, et ils annexèrent tout entier le procédé qui devint le procédé de Volkmann. Volkmann procède comme Bégin; mais arrivé dans le ventre il y applique un pansement antiseptique à la gaze Lister qu'il laisse 8 à 9 jours en place. A ce moment il incise la poche, évacue son contenu, y pratique des lavages antiseptiques, la draine. Ainsi modifiée la méthode de l'incision en 2 temps a donné d'excellents résultats, et depuis 1877 elle est devenue en Allemagne la méthode classique et elle est restée telle jusqu'à nos jours. Lithotsky (3) a réuni 17 cas qui auraient donné 17 guérisons; Korach, 6 cas, 6 guérisons (4). Poulet 12 cas, 1 mort. M. Baudoin (5) y ajoute 2 cas avec 1 mort. Cependant elle ne mérite pas d'être conservée à l'encontre des nouvelles méthodes d'incision en un seul temps; en effet, les adhérences étaient nécessaires aux anciens qui n'avaient pas l'asepsie à leur service; avec les bénéfices précieux de celle-ci, les adhérences ne sont plus une protection, elles n'ont plus leur nécessité, elles sont plus généralement un obstacle, ainsi que nous le verrons en étudiant les métho-

(1) RUSSEL. *Archives générales de médecine*, 1838.

(2) JARJAVAY. *Gaz. des hôpitaux*, 1858.

(3) LITHOTSKY. *Deutsche Zeitschrift für Chir*. Bd XXII, 1886.

(4) KORACH. Zur operativen Behandlung der Leberechinokokken, in *Berlin. klin. Wochen.*, n° 19, 1883.

(5) M. BAUDOUIN. *Progrès médical*, 1887.

des nouvelles; d'ailleurs ici encore elles n'ont donné parfois qu'une fausse sécurité, car elles n'avaient pas suffisamment d'étendue ou de solidité. Ce qui s'explique très bien avec l'antisepsie, celle-ci s'opposant à la production d'inflammation adhésive. Donc ni la méthode de Récamier, ni celle de Bégin, ni même celle de Volkmann ne doivent être conservées; les deux premières ont eu leur raison d'être et cette raison est assez forte pour faire honneur à leurs auteurs; la dernière, à notre époque, est en quelque sorte un non-sens chirurgical.

Pendant que la méthode des caustiques poursuivait sa carrière, on cherchait à lui substituer un procédé qui offrit au moins autant de sécurité contre le danger péritonéal, et qui fut moins douloureux.

Boinet crut l'avoir trouvé en 1851. Il ne fit que modifier en somme le procédé de Jobert de Lamballe. Comme ce dernier il enfonçait dans la tumeur un trocart. Boinet se servait du trocart à hydrocèle à robinet; après l'avoir enfoncé dans la poche, il le laissait fermé pendant plusieurs jours en place; puis lorsqu'il pensait que des adhérences suffisantes s'étaient formées il le retirait et le kyste se vidait par l'orifice ainsi créé. Mais cet orifice était petit; le kyste se vidait mal: alors Boinet fit construire un trocart courbe qui après être entré dans la poche ressortait à l'extérieur faisant de dedans en dehors une 2e ouverture. Non seulement il y avait 2 orifices, mais encore utilisant les adhérences formées à leur niveau on pouvait sectionner le pont intermédiaire, et on arrivait ainsi à une large ouverture fort avantageuse. Mais les adhérences n'étaient pas toujours suffisantes, et la méthode de la *ponction unique* ou de la *double ponction* de Boinet ne vécut pas longtemps dans sa forme première.

Simon d'Heidelberg la modifia de la façon suivante : il enfonce deux trocarts fins (celui de Boinet était gros) à quelques centim. l'un de l'autre ; de temps en temps il laisse écouler par ces trocarts un peu de liquide, puis lorsque le kyste suppure, il incise le pont intermédiaire au niveau duquel le kyste doit être adhérent. Si par hasard il ne l'est pas on le suture à la peau.

Le *procédé de Kuster* se rapproche davantage du procédé de la double ponction de Boinet; comme lui il fait une double ponction avec un gros trocart courbe; puis au bout de quelques jours, il fait passer par les orifices du trocart un lien avec lequel il établit une ligature élastique qui sectionnera le pont intermédiaire.

Enfin **M.** le professeur Verneuil a combiné les procédés de Boinet et de Simon d'Heidelberg. Il enfonce dans le kyste un gros trocart : par ce trocart un gros tube en caoutchouc est introduit dans la cavité et sert à l'évacuation et à des injections antiseptiques : après l'injection l'orifice du tube est fermé avec une baudruche que l'on remplace à chaque lavage. Pour permettre à ces injections de ressortir plus facilement ; il met 2 trocarts, puis 2 tubes et au besoin fait l'incision du pont intermédiaire.

Roger, du Havre, est également partisan de cette méthode. Enfin, Hirschberg (1) fait à la surface du kyste des ponctions multiples pour étendre les adhérences, et faciliter l'ouverture.

Toutes ces méthodes qui emploient la ponction, ont un gros inconvénient, c'est que par les orifices étroits qu'elles créent, l'écoulement se fait difficilement ; les injections sont difficultueuses. Si cela va encore à peu près dans le kyste uniloculaire, cela ne va plus dans le kyste multiloculaire, et nous nous rappelons encore avec quelles difficultés, à l'aide de quels soins, nous avons pu mener à bien les lavages de la malade dont nous rappellions l'histoire plus haut, et qui avait été traitée par la méthode du gros trocart (obs. I). Le liquide injecté ne ressortait plus ; il fallait le réaspirer avec la seringue. Plusieurs fois, il y eut des accidents de rétention, et MM Bouilly et Trélat durent tour à tour intervenir pour dilater l'orifice. Et quel ne sera pas le danger, lorsque les choses étant ainsi, la suppuration va survenir. Aussi, voyons-nous tous les opérateurs, de Boinet au professeur Verneuil, chercher à agrandir l'ouverture, et en arriver ainsi presque malgré eux à l'incision, mais à l'incision fort tardive. Avantage que ce retard, diront ils, il a permis les adhérences ; fausse sécurité, pourrions-nous répondre ; les adhérences ne sont pas toujours solides, elles peuvent céder, le kyste est suppuré ; le danger est imminent ; dans tous les cas, la guérison se fait long-temps attendre, et plus d'un malade n'a pu faire ou n'a que très difficilement fait les frais de cette longue et suppurative réparation. Dès 1868, le Dr Blachez avait, dans la *Gazette hebdomadaire*, montré les inconvénients de la méthode.

Aussi, sans nier les bénéfices de ces modes de traitement, alors qu'on n'en possédait pas d'autres, et tout en reconnaissant qu'ils ont

(1) HIRSCHBERG. VI° *Congrès des naturalistes allemands*, 1877.

réalisé un progrès qui, en même temps qu'il fait le plus grand honneur à leurs auteurs, a donné des succès certains ; nous estimons que la méthode des ponctions, ainsi que la méthode des caustiques, et même de la double incision, doivent céder le champ à l'incision unique, étendue qui, en même temps qu'elle permet de voir ce que l'on fait, crée cette large voie évacuatrice que les anciennes méthodes recherchaient si péniblement. Les adhérences sont inutiles, nuisibles même, car elles entravent l'action du chirurgien ; le péritoine n'est plus un obstacle ; la chirurgie aseptique n'a rien à redouter de lui. Nous ne pouvions laisser absolument de côté des méthodes qui portent des noms illustres dans la science ; c'est pourquoi nous nous sommes un peu étendu sur ces méthodes anciennes, encore en honneur chez nous il y a fort peu d'années et auprès des meilleurs chirurgiens ; mais nous avons hâte d'arriver aux méthodes nouvelles, aux méthodes de choix, les seules véritablement chirurgicales.

B. — *Méthodes nouvelles.*

C'est l'Allemagne qui ouvre l'ère de l'application de la chirurgie aseptique au traitement des kystes du foie. L'enthousiasme qu'avait suscité le procédé de Simon, d'Heidelberg, s'étant un peu refroidi, on regarda un peu autour de soi et les insuccès apparurent nombreux, et malgré la statistique de Neisser (1) qui d'ailleurs donnait 33 0/0 de mortalité, malgré les modifications de Hirschberg (2) et de Küster on chercha autre chose.

C'était en 1877 ; Volkmann eut alors l'idée du traitement qui porte son nom et qui se répandit rapidement dans son pays. Chez nous il fut peu mis en pratique. Nous avons dit ce que nous en pensions. Certes, il constituait une avance considérable sur toutes les autres méthodes, et Runke (3) put très vite apporter des succès, Lithotsky (4) sur 17 cas note 17 guérisons ; Korack (5) fait connaître 6 cas et 6 guérisons. Enfin M. Poulet dans son article de la *Revue de chirurgie* (1886)

(1) NEISSER. *Die Echinococcus Krankheit.*, 1877.

(2) NEISSER. VI° *Congrès des chirurgiens allemands*, 1877.

(3) NEISSER. VI° *Congrès des chirurgiens allemands*, 1877.

(4) LITHOTSKY. *Semaine médicale*, 1885, p. 89.

(5) KORACK. *Berlin klin. Wochens*, n° 19, 1883.

réunit 12 cas avec 1 mort ; à ces 12 cas on peut ajouter (M. Baudouin) 1 cas de Braine, et 1 de Marc Sée ce qui donnerait 14 cas avec 2 morts.

Ce seraient de bien beaux résultats, mais on n'a peut être pas fait connaître tous les cas malheureux. Quoi qu'il en soit ce procédé a véritablement mérité la faveur dont il a joui il y a peu de temps encore en Allemagne. Cependant il doit céder le pas à la véritable *méthode nouvelle*, celle de l'incision en un temps.

Incision en un temps. Procédé Lindemann-Landau.

Nous passons rapidement sur les origines de ce procédé qui est né aussi en Allemagne est qui consiste à appliquer aux kystes hydatiques du foie, le traitement des tumeurs abdominales en général, des kystes ovariques en particulier.

C'est à Lindemann que l'on attribue la paternité du procédé que Kirchner son élève exposa tout au long en 1879 (1) ; mais Sänger, réclame en sa faveur la priorité, il est de fait qu'il avait pratiqué une opération à peu près analogue en 1876 (2) mais elle passa inaperçue. D'ailleurs le 1er cas de Lindemann date de 1871 (Kirchner). Laissant de côté les modifications apportées par Landau (3) en 1880 et qui firent associer son nom à celui de Lindemann pour dénommer le procédé, et qui sont décrites dans l'excellente thèse de Braine (1886) et dans l'important et fort intéressant travail de M. Baudouin, 1887, je rappelle que les anglais acceptèrent très rapidement le procédé, et que dès 1880 Lawson Tait l'adopte. Le 24 mai 1881 il déclarait devant la Société médico-chirurgicale royale de Londres qu'il était désormais partisan résolu de cette méthode. La France fut un peu en retard dans cette voie vers le progrès, mais en 1885 elle entre dans la carrière d'abord par erreur de diagnostic (Terrier, L. Championnière, Richelot) et bientôt résolument (Trélat, Segond, Bouilly, Campenon, Monod, etc.,). D'ailleurs notre pays gagne rapidement du terrain et nous verrons au cours de ce qui nous reste à traiter qu'il est maintenant au premier rang.

(1) Kirchner. Inaug. Dissert. Berlin, 1879.
(2) Saenger. *Berlin klin. Wochens.*, 1877.
(3) Landau. *Berlin klin. Wochens.*, 1880.

Nous allons décrire l'opération telle qu'on la pratique généralement chez nous actuellement, en supposant que nous l'appliquions au cas le plus habituel, celui d'un kyste développé en avant du foie et proéminant immédiatement derrière la paroi abdominale antérieure.

Manuel opératoire. — C'est celui de la laparotomie antérieure, pour toute affection abdominale où cette opération est indiquée. La chirurgie doit toujours être aseptique, mais c'est ici où la plus extrême rigueur en ce sens est importante.

Soins de propreté préalables: grands bains savonneux répétés ; évacuation intestinale avant l'opération, la paroi abdominale est soigneusement lavée au savon, à l'éther, à la solution de biiodure de mercure au 1/10.000 ou de sublimé au 1/1000. Tous les instruments ont été stérilisés et baignent dans un liquide antiseptique à la portée de l'opérateur qui les prendra lui-même. Le patient chloroformisé est étendu dans le décubitus dorsal ; l'opérateur à sa droite, un seul aide en face de lui. Incision des différents plans de la paroi abdominale jusqu'au péritoine pariétal exclusivement ; avant d'attaquer celui-ci, hémostase, et ablution antiseptique de la plaie avec un réservoir ad hoc ou des éponges. On a généralement conservé l'usage de celles-ci en raison de leurs avantages, mais il faut qu'elles aient subi une préparation chimique sévère au point de vue de l'asepsie. Le chirurgien se sera en outre assuré *lui-même*, du nombre employé avant de commencer l'opération ; il se rendra compte que le même nombre existe après l'opération.

Cela fait, l'opérateur pince le péritoine, pariétal, incise le pli ainsi formé et par l'orifice créé, il introduit une des branches d'une paire de ciseaux avec lesquels il va sectionner le feuillet séreux dans toute l'étendue de la plaie. Très rarement il s'écoulera du liquide ascitique ; cependant cela s'est présenté dans l'obs. LV, de M. Segond ; mais il s'agissait d'une brightique. Green (1) a signalé l'ascite dans le kyste hydatique.

Les lèvres de la séreuse sont saisies avec des pinces hémostatiques et maintenues. La tumeur apparaît avec un aspect régulier de coloration un peu variable. Des adhérences peuvent exister entre elle et la paroi, ou manquer, cela importe peu, la conduite à ce moment étant la même dans les 2 cas. Pendant que l'aide avec des

______

(1) GREEN. Charing-Cross Hospital. *Brit. med. Journ.* 1877, p. 477.

éponges protège le champ opératoire ne laissant à découvert qu'une surface étroite de la tumeur, un trocart d'appareil Potain, ou même un trocart de l'appareil aspirateur employé pour les kystes de l'ovaire, mais de calibre moyen est introduit dans la poche qu'il vide complètement si le kyste est uniloculaire, plus ou moins incomplètement s'il est rempli de vésicules filles. En tous cas, la tension de la poche est considérablement diminuée ; on peut la plisser, et une pince à kyste ovarique est appliquée sur l'orifice du trocart que l'on retire. Cette pince permettra d'attirer la poche vers l'extérieur ; mais cette manœuvre devra toujours être très douce ; car il est fréquent de voir la paroi d'une *extrême friabilité*, et alors elle cède facilement. Il suffira de lire quelques-unes des observations suivantes pour voir combien cette friabilité est fréquente et quel degré elle peut atteindre (obs. LV).

La poche étant attirée hors de l'incision abdominale, et maintenue par des pinces, il devient facile de l'ouvrir sans que son contenu pénètre dans la cavité abdominale d'ailleurs soigneusement protégée pendant toutes ces manœuvres.

La poche ouverte très largement, on l'évacue ; et cette évacuation est quelquefois laborieuse ; nous verrons plus loin que M. le Dr Segond fut plus d'une fois obligé d'avoir recours à une cuiller pour l'achever puis on lave très soigneusement et très abondamment avec une solution antiseptique biiodurée (Trélat), phéniquée (Segond), sublimée (Bouilly). Ensuite on suture soit avec de la soie, soit avec du catgut, ou du crin de Florence, soit avec du fil d'argent, les lèvres de l'incision kystique à toute l'épaisseur des lèvres de la paroi abdominale, c'est-à-dire que l'anse qui traverse la paroi kystique de dedans en dehors je suppose traversera ensuite le péritoine pariétal, les plans musculo-aponévrotiques puis la peau. On place ainsi 12, 15, 20 points de suture et plus que l'on noue ensuite et qui constituent une *suture en collerette* ou *en bourse de cuir*. Ordinairement il faut aux deux extrémités de la plaie abdominale placer un ou 2 points de suture, pariéto-pariétale pour fermer à ce niveau complètement la cavité abdominale. Cela fait, il ne reste plus qu'à laver de nouveau très soigneusement l'intérieur de la poche kystique pour évacuer tout ce qu'elle peut contenir ; puis on l'éponge (M. Bouilly fait un attouchement superficiel avec une solution au 1/50, de chlorure de zinc).

On y place un ou deux gros drains accolés l'un à l'autre et plongeant

jusqu'au fond de la cavité, puis on remplit la poche avec des laniè-
res de gaze iodoformée ; la surface de l'ouverture est également
recouverte de gaze à l'iodoforme ou au salol ; du coton hydrophile
d'abord, puis du coton ordinaire en couche épaisse recouvrent cette
gaze. Enfin un bandage de flanelle assez fortement serré immobilise
le tout. Le malade est remis au lit ; où il reste immobile autant que
possible pendant quelques jours. On lui administre un peu d'opium
pour obtenir le repos des anses intestinales.

Suites. Elles sont ordinairement fort simples ; on peut observer le
premier et le deuxième jour de la dépression surtout s'il y a eu une
longue chloroformisation, mais sans conséquences sérieuses. De
même il n'y a pas d'élévation bien sérieuse de la température qui
très rapidement, à moins d'accidents septiques, revient à la normale
ou dans le voisinage.

Le premier pansement peut être laissé en place 5, 6, 7 jours ; si
toutefois il survenait de la fièvre, s'il y avait des douleurs on devrait
l'enlever de suite. Il est remplacé par un semblable après lavage
intra-kystique préalable. On a signalé une *odeur fécaloïde* du contenu
du kyste au premier pansement (Verneuil, Terrier, Société de chirurgie, 1886 ; elle n'existe pas toujours ; elle est sans importance sérieuse.
À ce second pansement on remarque toujours que la poche est déjà
considérablement revenue sur elle-même. C'est du reste un phénomène qui se manifeste au cours de l'opération après l'évacuation ;
cela s'explique très facilement par l'élasticité de la paroi et surtout
par la pression abdominale s'exerçant sur toute la périphérie, et refoulant le kyste vers son ouverture.

Si la poche n'était pas suppurée, si les soins ultérieurs sont antiseptiques, la rétraction se fait sans suppuration ; la poche se parche-
mine et s'exfolie ; dans le cas contraire on voit survenir de la suppuration, mais sans grande gravité si l'écoulement se fait bien. À la
fin, lorsque la membrane hydatide est éliminée c'est par un processus
de cicatrisation que s'achève la guérison. Quelquefois celle-ci est
rapide, d'autres fois elle se fait attendre un peu longuement ; des fis-
tules se continuent plusieurs mois ; mais le malade ne souffre plus,
son état général s'améliore très rapidement et on voit de ces malades
arrivés à un état misérable qui en quelques semaines se transfor-
ment du tout au tout. La persistance d'une fistule avec quelques soins
appropriés, n'a pas d'importance sérieuse ; elle finit par se fermer.

Écoulement de bile. Il est un cas où malgré la marche normale de la rétraction, l'état général ne s'améliore que lentement c'est lorsqu'il y a *écoulement* abondant de bile par la cavité du kyste. Cet écoulement s'observe on peut dire dans presque tous les cas ; il s'explique très bien par une disposition anatomique des parties toute particulière, et qui était très nette à l'examen de la partie de paroi qui avait été enlevée chez le malade de l'obs. LXV.

On voyait très nettement de nombreux canalicules biliaires, les uns oblitérés, d'autres dilatés, quelques-uns largement béants dans la cavité kystique. Il n'est donc pas besoin de faire intervenir pour expliquer cet écoulement, le défaut d'asepsie (Kuester) ou l'envahissement des canalicules (Genzmer). Wechselmann a constaté aussi cette disposition des canalicules biliaires à la périphérie. Tant que la poche est remplie, sa tension s'oppose en général à la pénétration de la bile, mais il n'en est plus de même lorsqu'elle est ouverte ; alors la sécrétion hépatique s'y verse en abondance variable. Ordinairement l'écoulement est modéré, et il diminue rapidement d'intensité ; dans d'autres cas cet écoulement est considérable, ce qui ne va pas sans des troubles ; car on sait que la bile joue un rôle important dans les phénomènes physico-chimiques de la digestion intestinale. Aussi voit-on les malades au lieu de reprendre de l'embonpoint, maigrir progressivement. C'est ce qui survint chez un malade de M. Segond (obs. LXIII). C'est encore ce que vit Wechselmann (1) qui eut un malade perdant jusqu'à 750 gr. de bile par jour. Dès que la quantité de l'écoulement diminue l'embonpoint commence à réapparaître, et fait de rapides progrès. Jamais on n'a observé d'accidents graves. Loeleker et Grünberg paraissent avoir exagéré l'importance de cet écoulement (Landau).

Jamais dans les observations qui ont été publiées, on n'a observé de *péritonite* ; une fois il y eut mort par *septicémie* (Kn. Thornton, in Braine). Plusieurs fois on observa une *pleurésie*, à une époque plus ou moins éloignée de l'intervention (Trélat). Madelung (2) cite un cas de mort par schok.

La mortalité d'après Braine est de 7 0/0 ; Poulet (*Revue de chirurgie*), sur 51 cas trouve 8 morts, soit 6 0/0 de mortalité ; il suffit d'ajou-

---

1) WECHSELMANN. *Centralblatt f. Chirurgie*, n° 37, 1885.
2) MADELUNG. *Centralbl. f. Chirurg.*, 12 septembre 1885.

ter à ses cas les nôtres pour voir ce chiffre s'abaisser considérablement ; d'ailleurs il ne faut pas exagérer la valeur des chiffres : l'intervention faite *in extremis*, suivie de mort, aggravera les statistiques et ne prouvera rien cependant contre la valeur thérapeutique de l'opération.

Telle est dans ses grandes lignes l'opération du kyste hydatique par l'*incision abdominale aseptique unique*. Mais cette opération doit subir quelques modifications suivant la situation du kyste. Or à ce point de vue, nous avons vu qu'on pouvait diviser les tumeurs parasitaires du foie en 4 variétés.

1° Kystes antéro-inférieurs.
2° Kystes postéro-inférieurs.
3° Kystes antéro-supérieurs.
4° Kystes postéro-supérieurs.

A. — *Kystes antéro-inférieurs.*

Ces kystes sont assez fréquents ; ils simulent souvent les kystes de l'ovaire ; c'est cette erreur de diagnostic qui a conduit M. Terrier à leur appliquer pour la première fois en France (1885) l'opération de Lindemann Landau.

Ces kystes réclament la laparotomie antérieure. Celle-ci sera verticale. On s'est demandé si l'on devait la faire sur la ligne médiane ou latéralement et certains auteurs ont préconisé la ligne médiane. L'absence de vaisseaux, la minceur des plans la rend préférable, sans doute, et elle est tout indiquée lorsque le kyste volumineux déborde la ligne médiane. MM. Terrier, L. Championnière, Richelot, l'employèrent avec avantage, il est vrai que se croyant en présence d'un kyste de l'ovaire ils n'avaient pas eu d'hésitation. Mais d'autres auteurs (Bouilly, Segond) l'ont employée de parti pris. Cependant il ne faut pas l'employer toujours : elle peut avoir des inconvénients, et il peut y avoir avantage à lui préférer la laparotomie latérale verticale faite au point culminant de la tumeur. Dans l'obs. LI. si M. Marchant avait employé la laparotomie médiane il aurait été extrêmement gêné par les adhérences qui existaient à gauche vers la ligne médiane.

Mais nous sommes sur le kyste : plusieurs cas peuvent se présenter : 1° le kyste est *pédiculé*, sans adhérences. Dans ce cas on procédera comme pour un kyste de l'ovaire, on videra la poche, on l'attirera au dehors, on sectionnera le pédicule. Mais on fixera celui-ci à la paroi abdominale. C'est ainsi que procéda M. Segond dans l'obs. XLIX.

Mais le kyste tout en étant pédiculé peut être entouré d'adhérences, que faire alors ? Dans un cas semblable M. L. Championnière obs. XLVI libéra péniblement des adhérences nombreuses atteignit le pédicule, le sectionna et enleva le kyste en totalité. Le succès justifia cette intervention hardie, mais exceptionnelle et que nous ne recommanderions pas, en général, en raison surtout de la friabilité des parois kystiques.

2° Le kyste n'est pas pédiculé, il est plus ou moins sessile avec ou sans adhérences.

S'il y a des adhérences, la conduite à tenir est absolument celle que nous indiquions dans le manuel opératoire général.

S'il n'y a pas d'adhérences, il devient possible, d'en attirer une grande partie à l'extérieur, et alors on se trouve en présence de cette alternative, faut il réséquer, ne faut-il pas réséquer une portion de la poche.

Et tout d'abord il faut bien savoir que la résection ne hâte pas la guérison; M. Reclus insiste beaucoup sur ce point (Soc. de chirurgie). M. Poulet le démontra et c'est bien l'avis général ; mais il est une autre indication à remplir. S'il importe peu d'avoir une poche plus ou moins grande, il importe beaucoup d'avoir le fond le plus possible près de l'ouverture abdominale afin qu'il n'y ait pas de parties déclives et que les liquides ne stagnent pas. C'est un point auquel M. le Dr Segond attache avec raison une grande valeur. Or il n'est pas douteux que plus la résection sera étendue, plus ce fond se rapprochera de l'ouverture. Mais il est une cause qui empêche cette résection étendue en l'absence d'adhérences, c'est la friabilité des parois qui exige qu'il n'y ait pas de tiraillement sur les sutures sous peine de voir celles ci déchirer et la poche communiquer avec l'abdomen. Si ce cas se présente, on peut encore sans résection amener le fond de la poche près de l'ouverture en employant un petit procédé détourné que M. Segond a mis en usage dans l'obs. LV. Il y avait un diverticulum inférieur très déclive. Cet opérateur a saisi ce diverticulum, l'a pincé au fond, l'a amené vers l'extérieur créant ainsi une sorte de grand éperon qu'il a maintenu grâce à des sutures le traversant de part en part.

F.

Donc si parois résistantes résection est possible ; si parois très friables, il vaut mieux ne pas la faire ; dans ce cas apporter grand soin
à la suture, employer le fil de soie, rechercher les points les moins friables (Segond). Si au cours de l'opération le kyste venait à se déchirer
et son contenu se vider dans l'abdomen, il faudrait ouvrir largement
celui-ci et le laver littéralement avec des torrents d'eau bouillie.
M. Bouilly dans un cas de kystes multiples de l'abdomen a évité ainsi
tout accident. D'ailleurs ce lavage péritonéal n'est pas exclusif à cette
opération.

Obs. XLV (M. Terrier, *Soc. de chirurgie*, 27 mai 1885, 1re observation française de laparotomie). — Jeune fille, 19 ans ; M. Terrier diagnostique kyste dermoïde de l'ovaire. Laparotomie le 6 janvier 1885 sur la ligne
blanche. Poche hydatique pédiculée, excisée dans la plus grande étendue ;
suture directe à la paroi ; abondant écoulement de bile. Guérison absolue le
20 mai.

Obs. XLVI (résumée). — *Kyste du foie pédiculisé.* — *Extirpation
totale.* — *Guérison.* (Dr L. Championnière. *Société de chirurgie*
22 juillet 1885.) — Jeune fille ; tumeur du flanc droit. On pense à une
tumeur du rein ; cependant pas de troubles urinaires.

Laparotomie ; tumeur partout adhérente ; dissection laborieuse et minutieuse des adhérences épiploïques ou intestinales ; enfin on arrive à un pédicule assez étroit rattachent la tumeur au bord antérieur du foie, au voisinage
de la vésicule. Section du pédicule. *Guérison rapide.*

Obs. XLVII (Dr Richelot. *Société de chirurgie*, 25 novembre 1885).
— Kyste hydatique de la face inférieure du foie, pris pour un kyste de
l'ovaire. Laparotomie médiane. Le kyste était pédiculé. Incision large de
la poche. Écoulement de bile, guérison.

Obs. XLVIII (M. Monod. Th. Braine, p. 83). — Femme 49 ans, kyste
hydatique du foie. Ponction. Accidents septicémiques graves, menace de
péritonite. Laparotomie médiane sus et sous-ombilicale. Adhérences ; incision, évacuation, pas de résection. Lavages et drainage. L'opération a eu lieu
le 15 octobre 1886 ; la malade se leva dès le 28 octobre. Le 10 novembre
il ne reste qu'un trajet fistuleux de 10 centimètres.

Obs. XLIX (résumée). M. le Dr Segond, 3e *Congrès français de chirurgie*. — Jeune femme 29 ans; kyste pédiculé de la face inférieure du foie du volume d'une tête de fœtus. Ablation totale le 30 juin 1887, par laparotomie antérieure. Le pédicule est fixé dans l'angle supérieur de l'incision abdominale; dans les premiers jours d'août, la malade est complètement *guérie*.

OBSERVATION L (INÉDITE)

Due à l'obligeance de notre distingué collègue et excellent ami EDMOND DUPRÉ, à qui nous adressons nos plus sincères remercîments.

Kyste hydatique de la face inférieure du foie, contenant beaucoup d'hydatides filles. — Laparotomie sur la ligne médiane.—Guérison. Par M. le Dr BOUILLY, chirurgien de la Maternité.

La nommée D...., Marceline, 17 ans 1/2, entrée à la Maternité, venant de Cochin, le 18 août 1888.

Antécédents. — Parents bien portants, 17 enfants; 4 seulement avec elle survivants et bien portants. Les autres morts en bas âge (?).

Début. — Depuis au moins 2 ans, elle s'aperçoit qu'elle a dans le flanc droit à mi-chemin entre le rebord des fausses côtes et de la crête iliaque une tumeur d'abord tout petite, puis progressivement croissante. Il n'y a jamais eu de douleurs.

Depuis un mois, élancements dans le flanc droit, augmentation très notable, marche impossible.

Jamais de troubles digestifs; pas de dégoût pour les matières grasses, ni vomissements, ni diarrhée; jamais d'ictère, a toujours uriné facilement. Pas de renseignements sur l'origine probable du mal.

Examen. — Jeune fille brune, de bonne apparence. Légère exophtalmie des 2 côtés; à l'âge de 2 ans elle a eu une affection des yeux qui l'a tenue aveugle presque pendant un an.

Abdomen asymétrique, flanc droit bombé.

Tumeur volumineuse, intra-abdominale, occupant tout le flanc droit, mobile; d'une part elle descend en bas jusqu'à l'épine iliaque antéro-supérieure; de l'autre, elle remonte jusqu'au foie avec lequel elle se continue en se prolongeant en apparence sous le rebord costal. Elle s'étend en arrière sans envahir la fosse lombaire; en avant elle dépasse la ligne médiane dans la région de l'ombilic.

Cette tumeur est tendue, élastique ; pas de fluctuation appréciable. Matité à la percussion ; *frémissement vibratoire* très net.

La tumeur ne suit par les mouvements respiratoires.

Les autres viscères de l'économie paraissent sains.

Opération le 21 août. Laparotomie sur la ligne médiane, sus-ombilicale. Incision verticale de 10 à 12 cent. en partant de l'ombilic. La ligne blanche est facilement reconnue ; pas de sang. Le péritoine est ouvert sans incident.

On aperçoit alors la saillie du kyste, recouvert par une mince lamelle de substance hépatique.

M. Bouilly en essayant de faire le tour de la tumeur constate des adhérences internes avec la face inférieure du foie, avec l'épiploon, avec l'intestin dans l'hypochondre droit.

Ponction avec un trocart moyen, à 3 reprises ; pas de liquide, quelques membranes. La poche se déchire autour du trocart et un jet de liquide clair apparaît. 4e ponction avec aspiration et gros trocart également sans résultat.

Pinces à kyste sur chacune des ouvertures permettent d'attirer la poche vers l'extérieur ; ouverture au bistouri ; issue de vésicules filles variant du volume d'un pois à celui d'un œuf de pigeon. Une grande membrane tapissant la surface interne est facilement expulsée. Lavages abondants au sublimé.

M. Bouilly détruit quelques adhérences épiploïques, ce qui lui permet d'attirer au dehors une certaine quantité de la poche sans toucher aux adhérences hépatiques ou intestinales. Sutures à la soie au pourtour de l'incision abdominale. Nouveau lavage de la poche avec le sublimé ; cautérisation avec une solution de chlorure de zinc. Drains : gaze iodoformée. L'opération a duré 1 heure 1/2.

A la fin de l'opération, on constate sur les seins, la face, la partie supérieure et interne des cuisses, une éruption très nette d'urticaire.

Les jours qui suivent l'opération, il y a quelques douleurs abdominales, rien d'inquiétant.

Dès le 26 août, la malade est gaie ; elle mange avec appétit.

Le 27 août, on renouvelle le pansement : suintement sans odeur. Excellent état ; pas de rougeur.

Le 30 août, ablation des fils, un peu de suppuration, légère élévation de la température ; la poche bourgeonne.

Le 25 octobre, la malade quitte l'hôpital avec une poche du volume d'une noix.

Revue le 9 novembre dernier : cicatrice froncée en très bon état. Petit abcès correspondant au trajet d'un fil. Incision de cet abcès. Revue fin janvier 1889, en parfait état, complètement guérie.

OBSERVATION LI (INÉDITE)

Communiquée par M. le Dr G. MARCHANT, chirurgien des hôpitaux.

Kyste hydatique, non suppuré de la face inférieure du foie (antérieur). — Laparotomie. — Guérison.

La nommée C..., 32 ans, entrée le 28 juin 1887, cabinet Després, à Bicêtre.

Antécédents. — Fièvre typhoïde à 22 ans, compliquée de pneumonie ; pas d'autre maladie. Toujours bien réglée ; trois enfants bien portants.

Début. — En décembre 1884, douleurs vives dans l'hypochondre droit ; la malade constate l'existence d'une grosseur à ce niveau.

De 1884 à 1887 la tumeur s'accroît progressivement. Les douleurs se sont accentuées en présentant toujours ce caractère particulier de n'exister que pendant les périodes menstruelles et de disparaître dans l'intervalle des époques ; elles siègent dans l'hypochondre droit avec irradiation dans l'épaule de ce côté. Elles sont devenues si intenses qu'elles nécessitaient le repos au lit et qu'elles s'accompagnaient parfois de crises convulsives avec perte de connaissance (attaques d'hystérie probablement).

Au moment des époques il y a eu plusieurs fois de légères hémoptysies seulement depuis le début de l'affection hépatique.

Diminution de l'appétit ; dégoût pour les matières grasses et assez souvent diarrhée. Amaigrissement notable.

Pas de palpitations, mais dyspnée aux époques de douleur, probablement par immobilisation du thorax.

Une éruption d'urticaire de peu de durée.

En mars 1887, symptômes de péritonite localisée ; la malade est admise à l'infirmerie.

Au mois d'avril ponction dans la région du foie ; on retire une dizaine de grammes de liquide incolore dans lequel on n'a pu trouver de crochets. Cette ponction est suivie d'une éruption ortiée ; et la tumeur continue à s'accroître.

Examen. — Le 28 juin la malade entre en chirurgie : l'état général est

assez bon, l'amaigrissement n'a pas fait de progrès depuis que la malade est
à l'infirmerie.

On voit nettement dans l'hypochondre droit une tumeur légèrement saillante (grosse comme une orange), mate à la percussion. Le palper montre
qu'elle a une forme sphérique ; qu'elle est lisse et uniforme, assez bien limitée ; qu'elle suit les mouvements du foie et qu'elle est mobile sous les plans
sus-jacents.

Pas de frémissement hydatique. L'examen n'occasionne aucune douleur.

Rien à signaler du côté des appareils digestif, circulatoire et pulmonaire.
Rien dans les urines.

Opération le 2 juillet. — Toilette antiseptique rigoureuse ; grand bain
la veille, lavage au savon et à l'eau phéniquée.

A droite de la ligne médiane, sur la partie la plus saillante de la tumeur
et à 2 travers de doigt du rebord costal, incision verticale de 8 centim. environ, comprenant la peau, la couche sous-cutanée très développée, l'aponévrose superficielle, le grand droit coupé obliquement par rapport à ses fibres,
enfin l'aponévrose profonde. Hémostase, et lavage de la plaie à l'eau phéniquée forte. Pincement du péritoine, incision du petit pli au bistouri, puis incision avec les ciseaux sur le doigt dans toute l'étendue de la plaie. On fixe
avec des pinces à forcipressure chacune des lèvres de l'incision et on les
attire doucement vers l'extérieur. Le kyste apparaît alors, mais il répond à la
partie supérieure de la plaie ; on étend donc celle-ci en haut pour le mettre
plus largement à découvert. On voit alors la tumeur avec un aspect blanc
grisâtre, un peu mat, avec un volume apparent égal à celui du poing fermé.
L'exploration digitale montre d'une part qu'à gauche vers la ligne médiane il
y a des *adhérences* viscérales et avec la paroi, d'autre part que la tumeur se
prolonge sous la face inférieure du viscère, où il y a quelques adhérences.

Ponction avec l'aspirateur Potain ; rien ne sort. On prend un trocart plus
volumineux ; il ne donne issue qu'à quelques gouttes de liquide ; il ne faut
pas songer à vider la poche. L'opérateur alors passe avec une aiguille courbe
2 fils à travers la paroi kystique. Ces 2 fils permettent d'attirer la tumeur
vers l'extérieur. Pendant que l'on protège le péritoine, M. Marchant incise
le kyste d'abord avec le bistouri puis plus largement avec des ciseaux. Des
pinces hémostatiques placées sur les lèvres de l'incision les maintiennent
en même temps qu'elles permettent de les attirer au dehors. A peine ouverte
la poche laisse échapper une quantité très minime de liquide clair et transparent d'abord puis légèrement teinté en jaune par la bile ; mais il s'échappe
aussitôt aussi des vésicules d'hydatides très nombreuses dont le volume varie

d'une grosse noix à un petit pois et pleines d'un liquide transparent. Ces vésicules filles remplissaient complètement le kyste, et ce n'est qu'avec difficulté qu'on arriva à l'en débarrasser entièrement. On voit nettement alors que la tumeur s'enfonce beaucoup sous le foie que l'on n'aperçoit qu'en tirant celle-ci en bas ; de sorte qu'elle était plus volumineuse qu'on ne l'avait cru d'abord.

La poche vidée et lavée soigneusement avec la solution phéniquée forte est suturée en corolle à la paroi abdominale sans résection ; elle est d'ailleurs rapidement revenue sur elle-même. Aux 2 extrémités de la plaie sutures au fil d'argent comprenant toute l'épaisseur de la paroi abdominale y compris le péritoine. Deux gros drains sont introduits dans la cavité du kyste ; pansement avec poudre d'iodoforme et gaze iodoformée. Ouate salicylée et ordinaire en abondance ; bandage de flanelle serré.

Durée de l'opération une heure et demie.

Les suites opératoires furent assez simples ; il y eut un peu de température pendant 8 à 10 jours ; puis le thermomètre marqua régulièrement de 37° à 37°,6. A la fin de juillet, la malade était guérie.

OBSERVATION LII (RÉSUMÉE)

M. ROHMER. Rapport de M. BERGER, *Société de chirurgie*, 13 juin 1888.

Kyste hydatique de la face inférieure du foie, suppuré. — Laparotomie. — Guérison.

Ce kyste occupait une grande partie de l'abdomen, ce qui en rendait le diagnostic difficile tout d'abord. Ponction ramène pus et débris d'hydatides. Incision sur la ligne blanche ; adhérences nombreuses s'opposent à l'ablation totale ; incision large du kyste ; il sort 4 à 500 vésicules filles. Injections antiseptiques, drainage. Deux mois après il ne reste qu'un étroit et court trajet fistuleux.

B. — *Kystes postéro-inférieurs.*

Ceux-ci nous l'avons vu sont très rares ; ils font saillie vers la fosse lombaire, on les prend pour des kystes du rein, quelquefois de la rate Très rarement ils sont entièrement diagnostiqués ; en effet, alors même que l'on sait qu'ils appartiennent au foie, on les prend pour des kystes antérieurs, et on leur applique la laparotomie antérieure. Celle-ci a donné de bons résultats. Il est donc possible de traiter cette variété de kystes comme ceux que nous venons d'étudier et Landau le recommande formellement ; cela va bien si le kyste est volumineux (comme dans notre obs. LIV, maître d'hôtel), mais il y aurait des difficultés sérieuses s'ils s'agissait d'une tumeur d'un volume très modéré.

La voie lombaire parait bien mieux indiquée ; elle doit être plus rapide, plus facile : elle doit mieux répondre à l'indication qui est de favoriser l'évacuation de la poche. C'est ce que faisait remarquer M. Villaret le 29 novembre 1886 à la séance de médecine interne de Berlin en réponse à M. Landau. Il rappelait un cas où il aurait ainsi, par cette voie, attaqué un abcès sous-diaphragmatique avec succès. Landau reconnut alors l'avantage du procédé indiqué par Villaret. M. Segond l'adopte complètement et se déclare (III° Congrès français de chirurgie) prêt à le mettre en pratique à l'occasion.

A part la voie à parcourir, la conduite ne diffère pas de celle à suivre pour les kystes antéro-inférieurs. On passera en dehors de la masse sacro-lombaire, à travers le carré des lombes.

Les observations que nous allons donner maintenant sont des kystes postéro-inférieurs méconnus et traités par la laparotomie antérieure.

OBSERVATION LIII

M. PÉRIER. Communication de M. REBOUL, *Société anatomique*, juin 1888.

Kyste hydatique suppuré du foie. — Laparotomie. — Mort.

Femme traitée en médecine pour angiocholite et cholécystite suppurée d'origine calculeuse. Passage en chirurgie ; vomique fétide, on trouve des crochets d'hydatides ; donc erreur de diagnostic. La laparotomie conduit sur une tumeur fluctuante qu'on avait sentie par la palpation de l'hypochondre droit. Mais profondeur extrême ; impossibilité de suturer à la paroi. M. Périer prend le grand épiploon et le dispose en entonnoir autour de la base de la poche ; puis il le suture à la paroi. Il espérait que des adhérences se formeraient et qu'il pourrait le lendemain inciser l'abcès au fond de ce couloir séreux. Mais la malade opérée in extremis, presque asphyxiante, mourut dans la nuit.

OBSERVATION LIV (PERSONNELLE)

Vaste kyste hydatique suppuré du foie. — Laparotomie.
Guérison.

Antécédents. — Le nommé Adrien B., âgé de 30 ans, maître d'hôtel, entre le 5 avril 1888, dans le service de M. le professeur Trélat, salle Ste-Vierge, lit n° 45.

Sa mère est morte alors qu'il était tout jeune ; elle a succombé à une maladie longue sur la nature de laquelle nous n'avons pas de renseignements ; son père encore vivant, est emphysémateux.

Trois sœurs sont mortes en bas âge, 1 frère a succombé à 31 ans aux suites d'une « bronchite prolongée ».

Personnellement, il a été admis à l'âge de 3 ans et demi à l'hôpital de l'Enfant-Jésus pour un coup de pied dans le ventre, coup qu'il avait reçu d'un de ses petits camarades. Il ne reste que quelques jours à l'hôpital. A cette époque il croit se rappeler, que son ventre était gros, que son père le fit voir à plusieurs médecins, mais séparé de très bonne heure de sa famille, il n'a sur ses premières années que des souvenirs vagues, incertains.

De 4 à 9 ans il est bien portant ; à 9 ans 1/2 il part en Suisse où sa santé continue à être bonne ; à 14 ans devenu fort, robuste, il apprend le métier de jardinier. Jusqu'à 20 ans tout va bien ; il travaille avec ardeur, et sa santé est excellente ; mais il n'a guère grandi ; il ne mesure que 1^m,54 de taille. A cette date il est atteint de pleurésie gauche ; vésicatoires ; il reste 6 semaines malade, puis est guéri, et ne se ressent plus de rien. A 22 ans la taille a gagné beaucoup ; elle mesure 1^m,64.

Enfin il y a 6 ans il devient valet de chambre d'abord, puis bientôt maître d'hôtel.

Début de son affection. — A l'automne de 1883 il suit ses maîtres à la campagne ; le voyage, les fatigues de ce séjour à la campagne pendant la saison des chasses qui lui amènent un surcroît de travail, déterminent chez lui l'apparition de douleurs abdominales assez vives pour l'obliger à quitter son travail et faire appeler un médecin. Celui-ci l'envoie à M. le Dr Rigal qui l'admet dans son service à Necker en novembre 1882.

Le séjour au lit, calme bientôt les douleurs abdominales, mais M. Rigal constate qu'il y a dans le ventre une grosseur qu'il diagnostique *kyste hydatique* et dans laquelle il fait une première ponction qui reste sèche. Il la répète et ramène environ la quantité capable de remplir un dé à coudre d'un liquide épais que le malade compare à de l'huile d'olive, à demi figée. M. Rigal voit dans cette matière la confirmation de son diagnostic et il pense que ce kyste a subi la transformation graisseuse ?

Là s'arrête le traitement de ce kyste ; le malade qui ne souffre plus, quitte l'hôpital et reprend son travail, avec son kyste notablement développé déjà.

Jusque il y a 2 mois environ les choses restent en cet état, il n'y a pas eu de douleurs vives.

Mais à ce moment celles-ci apparaissent et sont rapidement telles que le malade va consulter M. le professeur Potain auquel il raconte l'histoire que nous rapportons plus haut ; M. Potain l'examine, ne peut se prononcer, mais pense qu'il ne s'agit pas d'un kyste du foie. Il envoie le malade dans notre service. M. le Dr Barette, chef de clinique, l'examine, trouve une tumeur du volume d'une tête de fœtus, élastique, rémittente, siégeant dans la partie latérale inférieure et droite de l'abdomen, très mobile transversalement, paraissant tout à fait indépendante du foie, et porte le diagnostic, bien rationnel avec ces caractères, de tumeur kystique du mésentère ; il conseille au malade d'entrer à l'hôpital ; celui-ci ne voulant pas quitter son travail s'y refuse. Mais vainement il essaie de lutter contre les douleurs qui ne le quittent plus, force lui est au bout de 6 à 7 semaines de céder devant le mal et c'est alors qu'il vient demander secours dans le service de notre maître.

Examen du malade. — *A la vue*, le côté gauche du ventre paraît normal, il y a un creux au niveau de l'hypochondre ; le côté droit est manifestement saillant dans toute sa hauteur ; non seulement, il n'y a pas dépression de l'hypochondre, mais celui-ci bombe fortement au-dessous du rebord costal ; la saillie ainsi formée s'étend d'ailleurs à tout le côté droit de l'abdomen. Les téguments n'ont subi aucune modification.

Au toucher, nous constatons l'existence d'une tumeur siégeant nettement sous la paroi, dans l'abdomen, fortement tendue, difficilement fluctuante, mais bien plutôt rénitente, élastique, ne donnant pas la sensation de flot des grandes poches kystiques de l'abdomen.

Cette tumeur est très grande ; en haut elle atteint le foie ; en bas, elle descend jusqu'à la crête iliaque ; en arrière, on peut la refouler vers la fosse lombaire, en avant elle dépasse un peu la ligne médiane.

A la percussion, on délimite facilement cette tumeur par la matité à laquelle elle donne lieu ; cette matité s'étend en hauteur, suivant la ligne mamelonnaire depuis un travers de doigt au-dessous du mamelon, jusqu'à la hauteur de l'épine iliaque antéro-supérieure où elle finit en mourant par une légère courbe à concavité supérieure.

Au-dessus de l'ombilic, la matité déborde un peu à gauche de la ligne médiane, qu'elle n'atteint pas au-dessous de la région ombilicale. En arrière, on a de la sonorité dans la région lombaire.

Pas de frémissement vibratoire.

A la mensuration faite transversalement avec le ruban métrite passant à 15 centim. au-dessous de la pointe de l'omoplate, on trouve 0^m,47 à gauche, 0^m,49 à droite.

Les espaces intercostaux droits inférieurs n'ont pas subi de modification bien appréciable.

Troubles fonctionnels : Douleurs spontanées, tantôt sourdes, tantôt un peu plus fortes, jamais vives au point d'empêcher le sommeil ; ces douleurs se manifestant surtout au niveau de l'épigastre, et dans l'hypochondre droit.

Pas d'irradiations douloureuses ni vers l'épaule droite ou derrière le sternum, ni vers les aines ou dans la racine de la cuisse.

Douleurs lombaires pendant la station debout prolongée.

Appareil digestif : Jusque il y a 8 à 10 jours bon appétit pour tout aliment, même la viande, même les graisses et digestions normales ; depuis cette époque, l'appétit est beaucoup diminué la viande répugne un peu, pas de troubles accusés d'ailleurs, ni nausées, ni diarrhée ; les selles ont la coloration normale.

Appareil circulatoire : rien de bien spécial à noter ; un peu d'œdème des membres inférieurs, surtout du membre inférieur droit.

Appareil urinaire : les urines sont claires ; traitées par l'acide nitrique à froid suivant le procédé usuel elle donnent très nettement les modifications successives de couleur qui indiquent la présence de sels biliaires.

Appareil respiratoire : rien à noter.

Peau et muqueuses : il n'y a jamais eu d'urticaire ; il nous semble exister une légère teinte subictérique des conjonctives. (Cette teinte s'est accusée les jours qui ont suivi l'entrée du malade à l'hôpital.)

État général. — Assez bon ; cependant le malade dit avoir maigri, avoir perdu de ses forces ; de temps en temps il a de la fièvre surtout le soir, des frissons.

Dans ces conditions et malgré les commémoratifs fournis par les examens antérieurs ; il nous parut qu'un seul diagnostic était rationnellement admissible, celui de kyste hydatique du foie, développé à la partie antérieure de la face inférieure de cet organe. La latéralisation, la continuité avec le foie, l'évolution, et surtout la présence de sels biliaires dans les urines appelaient suivant nous ce diagnostic ; et c'est sous cette rubrique que nous présentâmes le malade à notre maître M. Trélat qui se rangea à cette opinion, mais émit l'avis de pratiquer une ponction exploratrice. Cette ponction fut pratiquée avec l'aspirateur Dieulafoy et l'aiguille n° 2 le 14 avril, en s'entourant des plus minutieuses précautions aseptiques. Elle permit de retirer 100 gr. d'un liquide purulent, épais, jaunâtre, très lié, contenant des portions de membranes.

Examiné au microscope, il montra des leucocytes en abondance, des cristaux de cholestérine et d'hématoïdine ; pas de crochets ; une grande quantité de gouttelettes huileuses.

Cette ponction, si elle n'était pas affirmative, était très encourageante dans l'idée d'un kyste hydatique du foie. De toute manière d'ailleurs, elle montrait qu'il y avait là une vaste poche purulente ; donc elle imposait la thérapeutique à savoir l'évacuation de ce pus. L'augmentation rapide de la grosseur, les phénomènes généraux fébriles, la perte des forces, l'amaigrissement pressent cette intervention chirurgicale.

Le 19 avril, M. Trélat pratique la laparotomie par une incision faite latéralement sur la paroi abdominale au point culminant de la grosseur ; le kyste apparaît immédiatement au-dessous de la paroi ; un gros trocart aidé de l'aspiration, évacue plus de 2 litres et demi de pus avec des membranes hydatides à l'état de débris ; on essaie d'amener la poche à l'extérieur, mais elle adhère de toutes parts, de sorte qu'on ne peut que l'ouvrir largement, puis suturer ses bords aux lèvres de l'incision de la paroi abdominale. Lavage abondant dans la cavité avec une solution de biiodure de mercure au 1/10000, continuée jusqu'à ce que le liquide ressorte clair. Drainage avec deux gros drains ; pansement : gaze iodoformée, dans la poche, ouate hydrophile à l'extérieur ; bandage de corps.

Dans les jours ultérieurs il ne survient pas de fièvre, la teinte subictérique s'accuse ; de la bile s'écoule en notable proportion pendant quelques jours, puis diminue peu à peu ; il s'écoule très peu de pus ; le pansement est renouvelé chaque jour en le faisant précéder d'un abondant lavage au biiodure de mercure.

La cavité diminue rapidement d'étendue ; l'état général s'améliore notablement ; au bout de 3 semaines, le malade peut descendre au jardin ; au bout de 6 semaines, il n'a plus qu'une fistule ; celle-ci est extrêmement petite en profondeur quand le malade quitte le service.

Nota. — Nous avons revu ce malade dans les derniers jours de janvier 1889, il a une mine superbe ; localement il se considère comme guéri ; cependant il reste un petit trajet fistuleux, peu profond, laissant de temps en temps écouler un peu de sérosité légèrement louche ; il ne souffre plus aucunement et a repris ses fonctions de maître d'hôtel dont il s'occupe très activement. La guérison qui traînait un peu est survenue rapidement lorsque M. Segond s'étant aperçu pendant les vacances qu'il s'agissait d'un *kyste postéro-inférieur* eut fait une contre-ouverture lombaire.

OBSERVATION LV (INÉDITE. PERSONNELLE)

Dr SEGOND, service du professeur TRÉLAT, Charité, 1888, en partie due à l'obligeance de notre condisciple et ami COURTILLIER, externe des hôpitaux, que nous remercions de ses services amicaux.

La nommée Marie G..., 31 ans, couturière, entrée à la Charité, service du professeur Trélat, le 19 septembre 1889, salle Gosselin, 26.

Antécédents. — Rien du côté des parents ; rougeole à 4 ans, fluxion de poitrine à 12 ans, pas d'autres maladies.

Réglée à 13 ans, toujours bien réglée. Mariée à 26 ans, elle accouche 2 ans après ; enfant bien portant. Pertes blanches depuis l'âge de 29 ans ; il y a 5 mois, fausse couche d'environ 4 mois.

Début. — Il y a quinze mois *vomissements alimentaires* fréquents et si abondants qu'ils ont provoqué un amaigrissement très notable. Constipation.

A cette époque aussi, elle s'aperçoit par hasard qu'elle a une grosseur abdominale à droite. Cette tumeur, d'après son dire, du volume d'un œuf, était élastique, arrondie, mais reposant dans la profondeur sur une sorte de gâteau plus dur. Elle n'a pas remarqué si cette tumeur était mobile dans le ventre.

Depuis 3 mois la tumeur a augmenté de volume et est devenue plus dure ; apparition de palpitations et de gêne de la respiration.

Il y a 2 mois, premier accès d'asthme ; depuis, les crises se renouvellent tous les huit ou quinze jours, et même tous les deux jours en ces derniers temps.

A la vue : Au-dessous du rebord costal, et à égale distance de lui et de la crête iliaque, on voit une tumeur qui paraît bosselée ; elle est située entre la ligne médiane et le bord droit du corps. Elle ne se déplace aucunement pendant les mouvements respiratoires. (Sous le chloroforme on put voir la tumeur se déplacer de droite à gauche, mais sans s'élever ni s'abaisser, contrairement à ce que l'on observe dans les tumeurs du foie.)

Au toucher : Œdème des extrémités. Consistance très grande ; la surface externe n'est pas lisse, mais un peu bosselée ; cependant cette tumeur a quelque chose de particulier qui permet de dire qu'elle est liquide, quoique non fluctuante. Elle ne déborde pas la ligne médiane en dedans ; en dehors, elle se prolonge dans le flanc droit. En haut elle n'arrive pas à toucher le rebord costal ; en bas, elle se prolonge dans le flanc droit et dans la fosse iliaque droite.

La fosse lombaire n'est pas occupée par la tumeur, on peut cependant l'y refouler par pression antérieure. La pression d'arrière en avant détermine des douleurs lombaires.

A la percussion : Matité absolue au niveau de la tumeur ; zone de sonorité en haut, entre elle et le foie.

Toucher vaginal : rien dans les culs-de-sac, utérus mobile, pas de connexions avec la tumeur.

Poumons : Quelques râles aux deux bases, sonorité exagérée aux sommets :

Reins : Un peu douloureux ; albumine en abondance dans les urines.

Cœur : Double lésion mitrale.

Le diagnostic présente ici de sérieuses difficultés. Sans doute, il n'y a pas d'intestin entre la tumeur et la paroi abdominale ; mais ce signe n'a pas la valeur qu'on a voulu lui prêter au point de vue des tumeurs rétro-péritonéales. Pour le rein en particulier, M. le professeur Guyon a bien montré que lorsque les tumeurs ont pris un certain développement il manque tout à fait ; on ne devait donc pas éliminer l'idée d'une tumeur du rein, d'autant mieux qu'il y avait de l'albumine dans les urines. Il était plus facile en raison de la matité absolue, et de l'absence de mobilité d'éliminer l'idée d'une tumeur de l'épiploon, du mésentère du méso-côlon ou du côlon lui-même. Finalement le diagnostic restait incertain entre une tumeur du rein et du foie. Contre l'idée d'une tumeur du foie, on avait l'absence de frémissement, l'absence de mobilité, la sonorité entre elle et ce viscère ; mais contre l'idée d'une tumeur du rein, il y avait ce phénomène plus important (Guyon) que la tumeur ne remplissait pas la fosse lombaire. On ne fit pas l'examen clinique des urines au point de vue des sels biliaires ; nul doute par nous qu'il n'eût été affirmatif. On ne fit pas de ponction. Pourquoi, dira-t-on avoir négligé cet élément de diagnostic ? C'est volontairement que M. le Dr Segond procéda ainsi. Il y avait indication absolue à intervenir ; pourquoi donc pratiquer une opération préalable qui n'eût pas empêché d'ailleurs de pratiquer la seconde, car la ponction exploratrice est une opération véritable et qui compte des accidents assez sérieux pour qu'on ne l'emploie qu'en présence d'une indication absolue qui bien certainement n'existait pas dans ce cas. Nous croyons donc que M. le Dr Segond avait raison d'agir ainsi ; notre appréciation de la ponction exploratrice (voir plus haut) montre que nous adoptons absolument cette manière de faire.

Incertain donc sur le diagnostic exact de la tumeur, M. Segond incisa l'abdomen verticalement en avant, au dehors du bord extrême du muscle grand droit. Le péritoine est ouvert, un peu de liquide ascitique s'écoule. La tumeur apparaît. M. Segond la ponctionne, il s'écoule du liquide contenant des hydatides, le diagnostic n'est pas douteux. Le kyste pincé, on essaie de l'amener au dehors mais il y a des adhérences épiploïques et intestinales, M. Segond en détruit quelques-unes, mais il s'arrête bientôt en raison de la friabilité de la poche ; cette friabilité était telle que le fil de soie plat dut être substitué au fil d'argent pour les sutures. Cependant il avait été possible d'attirer une bonne partie de la poche au dehors et de la suturer, après résection partielle, à la paroi abdominale. Le kyste contenait une grande quantité d'hydatides filles, et il fallut le curer littéralement à la cuiller Lavages. En explorant la poche M. Segond constate qu'elle présente en bas une déclivité très grande. Il pince le fond de cette déclivité, l'attire, l'accole à lui-même et le suture en formant un éperon dont l'extrémité est à l'extérieur. Ce procédé diminue beaucoup la cavité de la poche.

Les suites furent des plus simples. Malgré des accidents très graves dus à l'état du cœur et des reins (asystolie aiguë, œdème généralisé) que nous pûmes combattre non avec la digitale, mais avec la caféine la malade guérit rapidement. Dès le 1er décembre la cavité était très étroite et bourgeonnait activement.

Le 4 janvier la malade quittait l'hôpital n'ayant plus qu'une petite surface à cicatriser ; elle devait revenir nous voir si elle ne guérissait pas ; nous ne l'avons pas revue. Elle est donc guérie.

C. — *Kystes antéro-supérieurs.*

Ceux-ci se développent vers la paroi antérieure de l'abdomen. Souvent ils font saillie au niveau de l'épigastre, quelquefois au niveau du rebord costal droit qu'ils soulèvent plus rarement au niveau du rebord costal gauche.

C'est par la paroi antérieure de l'abdomen qu'on les aborde. S'ils soulèvent l'épigastre ; la laparotomie sera médiane verticale, sus ombilicale. S'ils sont latéraux, on fera l'incision sur le point culminant parallèlement au rebord costal. Il faudra avoir soin de faire l'incision à quelque distance de ce rebord costal (2 travers de doigt au moins, mieux 3) sans quoi au moment de la régression l'incision disparait sous ce rebord et le drainage se trouve gêné, ainsi que nous avons pu le constater chez l'opérée de M. Campenon dont nous donnons plus loin l'observation résumée.

La paroi abdominale incisée le chirurgien peut se trouver en présence de 2 cas résultant de la disposition anatomique du kyste. Cette variété se développe en effet dans l'intérieur du viscère dans lequel elle put rester incluse en totalité, ou bien proéminer partiellement hors de lui vers la face inférieure ou vers la supérieure, donc nous devons considérer le cas où le kyste est *partiellement inclus* et celui où le kyste *est totalement inclus*.

1° Le *kyste est partiellement inclus* ; la partie libre est en rapport avec la paroi abdominale. Le traitement n'a rien de spécial. Ponction, évacuation aussi complète que possible ; le kyste est attiré, ouvert, très rarement réséqué, et suturé à la paroi abdominale antérieure.

2° Le *kyste est inclus* ; il est donc recouvert d'une lame de tissu hépatique ; cette lame a une épaisseur variable, il va falloir la traverser pour atteindre le kyste, et couper les vaisseaux sanguins d'où le danger d'hémorrhagie. Aussi a-t-on proposé de sectionner ce tissu hépatique au thermo-cautère. Cette précaution est inutile. La pathologie des traumatismes du foie, les expérimentations de Tillmann sur le chien ont montré, d'une part, que cette hémorrhagie est facile à arrêter, de l'autre, que le tissu hépatique se cicatrise très bien.

Donc, de prime abord, on peut ne pas trop redouter l'hépatotomie, et par le fait, l'expérience a démontré que l'incision pouvait être faite au bistouri, même avec une épaisseur notable de tissu ainsi que l'on peut s'en rendre compte par la lecture des observations qui suivent.

Donc, le chirurgien qui trouvera au devant du kyste une lame de tissu hépatique, explorera d'abord nettement le foie, pour se rendre compte de la situation précise de la tumeur, puis il la ponctionnera à travers le tissu hépatique, et, guidé par le trocart laissé en place, il se fera une route jusqu'à la cavité du kyste. Mais au moment où il ouvrira celle-ci, son contenu pourrait se vider dans l'abdomen, aussi sera-t-il bon, et cela d'autant mieux que le foie oscille sous l'influence des mouvements respiratoires, de le fixer avec un fil passé à travers la capsule de Glisson, ainsi que le fit M. le Dʳ Segond, ou encore à l'aide d'une série de points-de suture, comprenant la capsule de Glisson d'une part, le pourtour de l'incision abdominale d'autre part, ainsi que le fit M. le Dʳ Campenon.

La poche ouverte, on l'évacue, on la lave, on la draine, et on fixe les bords de son ouverture avec le tissu hépatique à la paroi abdominale (Reclus, Lawson Tait). Pas de résection des parois. Cela ressemble beaucoup, ainsi que le fait remarquer M. Reclus, à l'incision de l'abcès intra-hépatique.

3° Mais une 3ᵉ *condition* peut se présenter, c'est que le *kyste partiellement inclus proémine vers la face inférieure*, de sorte qu'il est recouvert par une languette hépatique, appartenant au bord antéro-inférieur. C'est un cas souvent rencontré dans les observations.

La situation est tout d'abord la même, il faut pratiquer l'*hépatotomie* ; on pénètre dans la poche ; celle-ci est évacuée, mais développée en bas, elle forme un arrière-fond très déclive, et dans de mauvaises conditions d'écoulement. Il faudrait pouvoir faire la résection d'une partie de la poche, mais pour cela, il faudrait réséquer une partie du tissu hépatique situé au devant. Deux auteurs n'ont pas hésité à pratiquer cette *hépatectomie* ; ce sont Lawson Tait en Angleterre, le Dʳ Segond, en France. L'hémorrhagie fut insignifiante, le résultat excellent.

Lorsque le 6 avril 1887, M. Segond vint faire connaître à la Société de chirurgie, ce premier fait français d'hépatectomie, M. Reclus, qui s'était trouvé en présence d'un cas absolument analogue, et qui s'était contenté de l'hépatotomie (voir plus loin), s'éleva contre cette pratique, en disant qu'il était inutile de faire la résection. M. Segond répondit en montrant les bons effets que cette résection avait produits chez son jeune malade.

P.   7

Enfin une autre question se pose ici : en présence d'un kyste hépatique inclus, faut il faire *l'énucléation*. Non seulement il y a lieu de se poser cette question, mais même il semble que l'on puisse répondre par l'affirmative. M. le Dr Pozzi, au dernier Congrès français de chirurgie a, en effet, présenté une remarquable observation où il a ainsi disséqué avec un plein succès un kyste inclus. Ce résultat fait honneur à l'habileté de ce chirurgien, mais ce n'est pas sans de grosses difficultés qu'il a pu mener à bien son opération ; il eut à hémostasier de gros vaisseaux ; mais il fut encore relativement heureux car il eût pu se trouver aux prises avec les gros vaisseaux que l'on observe quelquefois à la surface des kystes (Dolbeau, Davaine) ; on sait que Gayet a vu un cas de mort survenir à la suite de la rupture de ces vaisseaux dans le kyste.

Nous avons vu, encore, sur un des kystes opérés par M. Segond, l'année dernière (obs. LXV), un gros bourgeon charnu qui pénétrait dans le foie, bourgeon contenant une veine très grosse. Sans aucun doute ce vaisseau aurait créé une grave difficulté opératoire à l'énucléation. Aussi nous ne croyons pas devoir conseiller cette pratique : M. le Dr Segond l'a rejetée : d'ailleurs M. le Dr Pozzi lui-même, tout en se félicitant de l'heureux résultat obtenu, ne recommande pas de répéter la même intervention.

Cette observation a cependant montré que le tissu hépatique était susceptible de réunion.

OBS. LVI (Dr POLLET. *Revue de chirurgie*, juin 1886). — Kyste hydatique de la face antérieure du foie. Incision parallèle au rebord costal. Pas d'adhérences. Excision d'une partie de la poche kystique. Guérison.

OBSERVATION LVII

CH. MONOD. *Soc. de chirurgie*, 2 décembre 1885.

Kyste hépatique non adhérent, non suppuré. — Laparotomie. — Hépatotomie. — Guérison.

Jeune fille, 18 ans ; kyste volumineux, déjà ancien, plusieurs fois ponctionné, développé à la face inférieure du foie.

Incision abdominale de 8 centimètres, ponction et évacuation de la poche avec l'aspirateur Potain le 12 novembre 1885. Puis ce kyste est largement ouvert et la membrane germinative enlevée ; la tumeur était assez volumineuse, car le contenu a été évalué à 2 litres environ ; il fallut traverser le tissu hépatique, mais sous une faible couche.

Lavage au chlorure de zinc, tamponnement de la poche avec la gaze iodoformée. Drainage. Finalement guérison au bout de 8 à 10 mois.

OBSERVATION LVIII

Dr RECLUS. *Gazette hebdomadaire*, 9 avril 1889.

Homme. Énorme kyste du foie, remplissant l'abdomen. État général très grave : le kyste est suppuré. Incision (le 24 décembre 1885) de 20 centim. à 4 travers du rebord costal et parallèlement à lui. On arrive sur le foie ; on voit la marque du trocart de la ponction antérieure ; il y a une lame hépatique de 2 centim. d'épaisseur. Incision du foie au bistouri ; la poche est ouverte : il s'écoule 5 cuvettes de pus infect (9 litres environ). Le foie est est incisé dans une étendue de 10 centim. Suture des lèvres de l'incision hépatique à celles de l'abdomen. La cavité de la poche est telle que la main une partie de l'avant-bras ne peuvent atteindre le fond. Drainage avec 5 tubes en flûte de Pan. Lavage avec la liqueur de Van Svieten, nombreux débris d'hydatides ; pansement iodoformé. Rétablissement rapide de l'état général : 95 jours après l'opération il ne reste qu'une fistulette.

OBS. LIV et LV (LAWSON TAIT. *Royal med. and chir. Society*, séance du 24 mai 1882. *Brit. med. J.*, 4 juin 1881, p. 884). — Lawson Tait fait connaître 2 opérations de kystes hydatiques du foie qu'il a traités par la laparotomie. Il n'y avait pas d'adhérences avec la paroi. L'opérateur a d'abord évacué les kystes, puis il les a ouverts et suturés à la paroi. Les 2 ont guéri. Il rappelle deux cas qu'il a signalés antérieurement, ce qui porte à 4 le nombre de ses guérisons. Il déclare que désormais il abandonnera l'aspiration dans les cas de kyste hydatique du foie, pour recourir à la section abdominale.

OBS. LVI (TEALE. Leads and West Riding medico-chirurgical society, 13 janvier 1883. *Brit. med. Journ.*, 3 février 1883). — Jeune garçon, 14 ans ; kyste hydatique du foie, ponctionné 4 fois avec aspiration. Suppure.

La tumeur est située au-dessous du rebord costal. Incision de 4 centimètres environ ; arrive sur la tumeur, trouve quelques adhérences, passe un fil pour fixer la tumeur, puis l'incise largement. Drainage. Guérison.

Obs. LVII (Teale. Même indication que ci-dessus). — Femme, kyste non suppuré ; ouverture large par la laparotomie. Guérison.

Obs. LVIII (Lawson Tait. Obs. II, th. de Braine, Paris, 1886) — Kyste hydatique de la face convexe du foie non suppuré. Laparotomie, incision du foie. Les parois du kyste sont réséqués ; réunion des lèvres de la plaie hépatique à la paroi abdominale. Drainage. Guérison.

Obs. LIX, LX, LXI, LXII, LXIII (Lawson Tait. 2ᵉ séries de mille laparotomies. *Bull. medic.*, n° 79, 1888). — Cinq hépatotomies, 4 guérisons, 1 mort.

OBSERVATION XVIV

M. le professeur TRÉLAT (1).

Volumineux kyste du foie. — Laparotomie. — Au 47ᵉ jour de la cure, pleurésie. — Mort le 85ᵉ jour. — Le kyste est réduit au volume d'un œuf.

Le nommé A..., Albert, 40 ans, débarqueur de bestiaux, entre le 3 mars 1886, dans le service de M. le professeur Trélat, à la Charité.

Homme sec, maigre, à pommettes rouges. A joui d'une bonne santé, jusqu'à l'âge de 34 à 35 ans. Dans ces dernières années il est devenu fortement alcoolique ; depuis cette époque, il raconte qu'il a chaque hiver des hématuries irrégulières. Il n'a subi aucune opération de ce côté ; sa vessie ne contient ni calcul, ni tumeur.

Il y a 4 ans, vives douleurs dans la région lombaire, sans irradiation, sans troubles urinaires ; ces douleurs durèrent un mois et furent par un médecin notées coliques néphrétiques.

En 1884 le malade consulte M. Féréol pour des douleurs dans l'hypochondre droit ; M. Féréol reconnaît une tumeur hépatique qu'il ponctionne juste au-dessous du rebord costal ; il en retire 2 litres.de liquide hydatique limpide. Bientôt le liquide se reproduit ; l'hypochondre grossit et devient de nouveau douloureux. En décembre 1885, 2ᵉ ponction avec issue d'un litre et demi de liquide. Bientôt les douleurs réapparaissent dans le flanc droit et

(1) *Bull. et mém. de la Soc. de chir.*, 1887, p. 58.

les lombes; le malade ne dort plus, ne mange plus, maigrit. Il se décide alors à entrer à la Charité, dans le service de M. Trélat.

A l'examen on constate que la base du thorax et la partie supérieure de l'abdomen ont augmenté de volume, surtout à droite ; les côtes de ce côté sont repoussées en dehors. Par le palper et la percussion, on reconnaît que la tumeur kystique dépasse en haut le mamelon, en bas l'ombilic, à gauche la ligne médiane ; à droite, elle occupe tout l'hypochondre et une partie du flanc. C'est donc un kyste volumineux et de plus intra ou sus-hépatique.

Le malade souffre beaucoup dans la région lombaire, le flanc, l'hypochondre droit. Il a parfois des douleurs dans l'épaule droite. Au niveau de la tumeur la peau présente une hyperesthésie des plus accusées. Il y a une constipation rebelle, l'appétit est nul, le sommeil rare est interrompu par des douleurs, l'amaigrissement croissant. Les urines sont normales, et la respiration régulière à gauche, s'entend à droite jusqu'au niveau du kyste.

Il y a nécessité urgente à opérer ce malade. M. Trélat opère avec le concours de M. Terrier, le 28 mai 1886.

Opération. — Incision de 10 centimètres parallèle au rebord des fausses côtes droites, incision du péritoine. On tombe sur une *lame de tissu hépatique* épaisse de 10 à 12 millimètres, que l'on incise. Le kyste est ouvert pendant que l'on protège avec soin la cavité péritonéale ; le liquide sort avec violence : on évalue sa quantité à 2 litres au moins.

La poche est complètement vidée ; les dimensions sont considérables ; son adhérence au tissu du foie ne permet pas d'en réséquer une partie; on fixe avec 16 points de fil d'argent les parois du kyste à toute l'épaisseur de la paroi abdominale, péritoine et muscles compris, 2 gros tubes plongent dans la cavité. Pansement iodoformé.

Dans les jours qui suivent l'état général s'améliore, la température ne dépasse pas 38°; la poche se rétrécit rapidement et bourgeonne. Déjà le 12 juin les tubes n'ont plus que 12 centim., au lieu de 25 cent.

Le 14 juillet. Imprudences; agitation, boissons : la température s'élève à 38°,4, 38°,7; l'état général devient mauvais.

Le 22. On reconnaît un épanchement pleural droit; le 21 août le malade meurt dans la cachexie. Le 11 août on lui avait par ponction retiré 2 litres de liquide purulent.

Autopsie. — *Poumons* : Il existe à droite et à gauche un épanchement pleural droit modéré; il est séro-purulent à gauche, purulent à droite; pas de tubercules; les poumons sont ratatinés.

Foie : Le diaphragme est adhérent à la face convexe du foie au niveau de la poche kystique. Les parois de celles-ci sont épaisses, plissées, revenues sur elles-mêmes; elles limitent une cavité qui contient à peine un verre à bordeaux de liquide; la cavité est vide au moment de l'autopsie.

Du côté antérieur, il y a entre la paroi abdominale et le foie des adhérences que de fortes tractions ont peine à rompre. Il n'y a pas de communication entre la plèvre et la cavité kystique.

Le foie pèse en tout 1670 gr.

Les reins, la vessie, le cœur ne présentent pas d'altération; le rein droit est seulement un peu adhérent au foie par son extrémité supérieure.

En résumé l'autopsie confirme le diagnostic et montre les bons résultats de l'intervention chirurgicale et l'observation peut se résumer : *Kyste hydatique du foie, laparotomie ; pleurésie purulente au cours de la guérison; empyème; mort par cachexie.*

OBSERVATION LXV (INÉDITE)

M. le Dr SEGOND, service du professeur TRÉLAT, 1888.

Kyste hydatique du foie, rempli d'hydatides filles. — Laparotomie, résultat satisfaisant.

La nommée Cr., Marie, 60 ans, entrée au mois de septembre 1888 dans le service de M. le professeur Trélat, suppléé par M. le Dr Segond.

Antécédents. — Sans intérêt.

Début. — Il y a 15 ans, sans cause appréciable, la région épigastrique s'est tendue. La malade sentait en appliquant sa main sur le ventre un empâtement profond. A la suite de cela elle a vu survenir des douleurs gastralgiques vives ; perte d'appétit.

Pendant 13 ans, état à peu près stationnaire ; de temps en temps il y a bien des troubles gastriques, et quelques accès de fièvre que l'on combat avec le sulfate de quinine ; mais rien de bien sérieux.

Il y a 2 ans, aggravation grande des symptômes ; troubles de la digestion plus marqués ; perte de l'appétit, altération de la santé générale. Amaigrissement, perte de 18 kil. du poids en peu de mois. On sent nettement une tumeur au creux épigastrique.

Il y a 18 mois elle consulte M. le Dr Segond : la tumeur dure, non fluctuante, pas même rénitente évoquait l'idée d'un *néoplasme* ; par suite M. Segond n'insiste pas pour une opération.

Il y a 3 mois, nouvel examen, il y a bien nettement du liquide ; vu la longue évolution, l'état de santé générale, M. Segond pense à un kyste hydatique du foie et engage la malade à entrer à l'hôpital. Son état général est mauvais. Une ponction aspiratrice donne un liquide trouble, mais sans crochets libres.

Opération, le 14 septembre 1888. — Incision de la paroi abdominale ; la poche est à découvert ; ponction avec l'appareil Potain, mais l'appareil ne fonctionne pas régulièrement. M. Segond après avoir pris les plus minutieuses précautions antiseptiques, incise largement la poche. Mais elle ne se vide pas ; elle est remplie d'hydatides de tous formats et de lambeaux déchiquetés de membranes blanchâtres, analogues à du blanc d'œuf, et ce n'est qu'en s'aidant d'une curette promenée en tous sens que le chirurgien arrive à l'évacuer. La paroi kystique est alors fixée à la paroi abdominale par 18 points de suture au fil d'argent. La poche est soigneusement lavée à l'eau phéniquée.

Drains ; pansement : gaze iodoformée et ouate.

Les suites opératoires furent simples ; au mois de novembre la malade avait quitté le service. Elle avait repris des forces et de l'appétit ; son état général s'était amélioré. J'ai revu cette malade vers le 10 février dernier. Elle est en très bon état ; elle n'a plus qu'une fistulette profonde de 4 centimètres.

OBSERVATION LXVI (INÉDITE)

M. le Dr BOUILLY, chirurgien de la Maternité. Due à l'obligeance de
M. E. DUPRÉ, interne des hôpitaux.

Kyste hydatique de la face convexe du foie. — Injection de sublimé. — Suppuration. — Laparotomie. — Guérison.

La nommée Julia J..., 38 ans, entrée à la Maternité le 6 octobre 1888.
Antécédents. — N'a jamais été malade.
Réglée à 14 ans 1/2, toujours bien réglée, jusque il y a 4 ans.
Mariée à 22 ans, jamais de grossesse ; pas d'affection des organes génitaux.
Début. — Il y a 4 ans, crises douloureuses abdominales durant 24 heures, prenant subitement plutôt au moment des repas, et laissant la malade souffrante pendant plusieurs semaines. Entre les crises, accalmie de plusieurs mois.

Pendant les crises, anxiété respiratoire, douleurs au creux épigastrique.

Il y a 3 ans, elle reconnaît l'existence au niveau de l'épigastre et au-
dessous du rebord costal d'une tumeur petite encore. Augmentation progressive; douleurs de moins en moins vives. Au cours des crises douloureuses d'il y a 4 ans, pertes utérines de sang très abondantes pendant
4 mois; affaiblissement considérable consécutivement.

Depuis 6 à 8 mois, la tumeur augmente beaucoup jusqu'à avoir le volume
actuel. Dyspnée; pas de douleurs bien vives. Les pertes de sang par les
voies génitales, quoique moins abondantes, continuent; il n'y a par suite
plus d'époques régulières.

L'examen direct montre un utérus normal, un col absolument sain.

Examen. — La région épigastrique et l'hypochondre gauche sont remplis par une tumeur fluctuante, peu douloureuse, bombant notablement, très
régulière, limitée en bas par une ligne partant de la partie moyenne des
fausses côtes droites et oblique en bas jusqu'à 2 travers de doigt au-dessus
d'une ligne horizontale passant par l'ombilic. Pas de frémissement hydatique.

Le 9 octobre, ponction aspiratrice. 4 litres et demi de liquide clair caractéristique. 2º ponction, 15 jours plus tard, un demi-litre de liquide citrin
non purulent, injection de 38 gr. de liqueur de Van Svieten. Installation
d'un siphon pour permettre à la poche de se vider librement. On recueille
environ 2,500 gr. de liquide.

Le 15 novembre, 3e ponction, liquide purulent, 1,200 gr.

Opération, le 27 novembre 1888. — Laparotomie médiane sus-ombilicale. Péritoine épaissi, un peu scléreux, donne l'illusion d'un viscère creux
ouvert. Kyste très adhérent. Adhérences sont molles, rougeâtres, à la superficie. La tumeur paraît faire partie de la face convexe du foie; impossible
de l'attirer au dehors; dans la partie inférieure de l'incision on aperçoit la
substance hépatique amincie. Ponction avec l'appareil Potain, 1,200 gr. de
liquide purulent. La poche est saisie avec des pinces à forcipressures, mais
il y a une grande friabilité, elle se déchire, le liquide s'écoule, on a soin de
l'éponger au fur et à mesure. Ouverture, pas de résection, suture à la paroi
abdominale difficultueuse, en raison de la friabilité des parois; tous les fils
coupent.

Lavage de la poche avec plusieurs litres d'eau sublimée. Ablation de la
vésicule hydatique très volumineuse; débris jaunâtres et blanchâtres en
grande quantité dans l'intérieur. Cette paroi d'hydatide, épaisse de 2 millim.

environ, gélatiniforme, présente à sa face interne des végétations variant du volume d'une tête d'épingle à celui d'une petite noix (hydatides filles), ressemblant à des têtes de choux-fleurs. 2 gros tubes longs de 20 centim. drainent la plaie; gaze iodoformée, ouate et bandage de corps.

Aucun accident post-opératoire. Les pertes de sang ont cessé depuis l'opération. Absence de règles et de pertes de sang jusqu'en janvier 1889; règles normales le 20 janvier.

Le 1er février, la poche bourgeonne activement, la malade est en bonne voie de guérison; elle quittera bientôt l'hôpital.

OBSERVATION LXVII (RÉSUMÉE)

Dr CAMPENON, in thèse CARAVIAS. Paris, 1885.

Femme de 32 ans; kyste hydatique du foie déjà ancien. Ce kyste est suppuré; l'état général est des plus graves.

La partie la plus saillante du kyste est au-dessous du rebord des côtes; incision parallèle à ce bord; l'abdomen ouvert on arrive sur le foie dépourvu d'adhérence. L'opérateur fixe d'abord par des points de suture assez rapprochés, la capsule de Glisson à la paroi abdominale, puis traverse au bistouri une épaisseur de tissu hépatique qu'il évalue à 2 ou 3 centimètres. La poche est ensuite largement ouverte, évacuée et lavée.

L'opération avait été faite le 19 août 1885. Le 1er octobre, la malade était en très bonne voie de guérison.

Nota. — Nous devons à l'obligeance de notre excellent maître M. Campenon de pouvoir ajouter qu'à la fin de décembre 1885 cette malade était tout à fait guérie.

OBSERVATION LXVIII (RÉSUMÉE)

Par MM. LANDOUZY et P. SEGOND. (*Soc. de Chirurgie*, 6 avril 1887.)

Kyste hydatique de la face convexe du foie, traité et guéri par l'ouverture large avec excision partielle de ses parois.

Jeune homme de 15 ans, entré le 28 juillet 1865 dans le service de M. le professeur Trélat, suppléé par le Dr Segond; il se plaint d'un *gonflement douloureux* du foie siégeant au niveau du foie et déterminant une gêne respiratoire sérieuse. Sans avoir jamais été malade, il est chétif. C'est depuis

3 mois environ qu'il s'est aperçu du gonflement de la région hépatique, peu à peu est venue l'oppression ; il y a 3 semaines, il a, dit-il, craché des petites peaux ressemblant à des grains de raisin sucés. L'examen de la région hépatique confirme le diagnostic de kyste hydatique que faisait soupçonner ce détail. Le bord antérieur du foie se laissait percevoir dans le flanc droit, à 2 travers de doigt environ au-dessous du niveau de l'ombilic, ou le suivait par la palpation jusqu'à celui-ci. Au delà, les sensations devenaient moins nettes ; la zone sus-ombilicale était mate d'un flanc à l'autre. La région formait une voussure large comme la main, nettement constituée par une collection liquide. Pas de frémissement hydatique, mais des frottements de péritonite localisée et sèche. Rien dans les autres viscères.

15 jours après son entrée le malade est pris d'oppression extrême, puis survient une vomique abondante dans laquelle il rejette les « mêmes grains de raisin sucés » , une éruption d'urticaire de toute la partie antérieure du thorax et de l'abdomen accompagne cet accident : en même temps la poche s'est notablement affaissée ; donc la communication avec les voies aériennes n'est pas douteuse. Accidents fébriles, l'état général s'aggrave, anorexie, soif vive ; puis la tension de la poche reparait, le kyste suppure à n'en pas douter ; l'intervention devient urgente. Le 29 août M. le Dr Segond se décide pour l'action chirurgicale.

Opération. — Incision de 15 à 20 centimètres à 2 travers de doigt au-dessous du rebord des fausses côtes droites et parallèle à ce rebord, sur le point culminant de la tumeur, division des muscles, hémostase, section du péritoine pariétal dans toute l'étendue de l'incision. On aperçoit alors nettement le foie avec sa coloration normale. Péritoine viscéral dépoli, rattaché par quelques filaments peu résistants au feuillet pariétal. On ne voit pas le kyste, mais la rénitence spéciale de la face antérieure nous fait espérer que la poche est peu éloignée. Ponction aspiratrice, une palette de sérosité louche, on peut alors plisser le foie, et le saisir avec une pince à kyste, ce qui a l'avantage de le fixer pendant les mouvements respiratoires. L'opérateur fixe alors le kyste à l'aide de 2 fils qui transpercent la poche aux deux angles de la plaie. A ce moment on protège le pourtour de la plaie avec des éponges, puis M. Segond incise avec le bistouri une lame de tissu hépatique épaisse de 1 centim. à 1 centim. 1/2. L'hémorrhagie est facilement arrêtée par la compression avec des éponges. On évacue alors une pleine cuvette de vésicules hydatiques baignant dans un liquide séro-purulent, puis il coule du liquide non purulent, et contenant beaucoup de bile.

Le chirurgien constate alors que les parties déclives du kyste descendent au-dessous de la plaie abdominale et forment un cul-de-sac, favorable à la stagnation des liquides; pour éviter cette stagnation, il attire au dehors les parois kystiques et le tissu hépatique qui les recouvre, puis il en résèque une quantité égale à l'étendue des deux mains; alors la plaie abdominale répond à la partie la plus déclive du kyste dont les dimensions restent suffisantes pour que la main étendue y pénètre tout entière. Pour terminer l'opération M. Segond fixe solidement la paroi abdominale, les lèvres de l'incision hépatique par une couronne de sutures assez rapprochées. Chaque fil comprend la paroi abdominale, le feuillet pariétal du péritoine et la paroi kystique. Lavage soigneux avec une solution faible d'acide phénique; 4 drains assez gros plongent dans la cavité. Gaze iodoformée, coton hydrophile, bandage de corps. On n'a pu ni voir, ni toucher l'orifice de communication avec les voies aériennes.

Résultat. — Tout va bien d'abord, les fils sont enlevés le 10e jour; les adhérences étaient très solides. De 40° la température était rapidement tombée à 38°, puis elle atteignait 37° le 20 septembre. Pendant 6 semaines il y eut abondant écoulement de bile, décoloration des fèces. Au bout de 6 semaines il diminue, mais persiste jusqu'en janvier. Un érysipèle intercurrent aggrave un instant la situation avec des troubles pulmonaires, mais les choses s'arrangent; une fistule persiste assez longtemps; finalement la guérison est définitive.

M. Segond a revu ce malade à la fin de janvier 1889; il était complètement guéri.

OBSERVATION LXIX

M. le Dr SEGOND. Obs. I de thèse Braine.

Homme de 50 ans, concierge; opéré en mai 1886, il souffre du foie depuis 1887. Soigné plusieurs fois pour une cirrhose, il est arrivé à un état très précaire du fait de son affection actuelle ajoutée à ses maladies antérieures. Dans un effort de vomissement, des débris d'hydatides ont été rendus. Laparotomie verticale, sus-ombilicale sur la ligne médiane, point culminant du kyste qui se trouve situé à l'union des 2 lobes du foie; le kyste fait en partie saillie; on essaie vainement de l'énucléer par pression; on le vide, l'ouvre et le fixe à la paroi abdominale; mais il est en partie recouvert par du tissu hépatique qu'il faut enlever. L'opérateur, M. Segond, résèque un morceau de substance hépatique de 8 centim. de long sur 0 m. 03 de large. Hémorrhagie peu importante.

Le kyste contenait 300 gr. de vésicules filles, évacuées avec une curette ; lavage soigneux avec une solution boriquée à 4 0/0 tiède.

La paroi kystique était mince et friable, ce qui a constitué une difficulté opératoire pour la suture des parois.

L'opération soulage d'abord beaucoup le malade qui paraît se ranimer ; la poche diminue considérablement : bientôt elle a un très bel aspect : malgré cela l'organisme a été trop profondément atteint ; l'opération a amené un temps d'arrêt dans le déclin de sa vie ; et il meurt 11 jours après l'opération.

Observation LXX (résumée)

M. le Dr Segond. 3e *Congrès de chirurgie de langue française*, 1888.

Jeune homme 19 ans, volumineux kyste de la face convexe du foie accessible par la voie antérieure. Ponctionné 5 fois en 7 mois, sans le moindre succès.

Laparotomie le 16 janvier 1888 ; incision parallèle au rebord des fausses côtes : évacuation de deux litres de liquide purulent et de vésicules flétries et déformées.

Large incision des parois de la poche partout recouverte de tissu hépatique. Fixation des lèvres de l'incision kystique à la peau.

Le 26 janvier les fils sont enlevés ; au mois de mars le malade allait très bien. Le malade a été revu par M. Segond ; il est complètement guéri.

Observation LXXI

M. Pozzi. IIIe *Congrès de chirurgie de langue française*, Paris, 1888.

Kyste hydatique du foie. — Extirpation. — Suture du tissu hépatique. — Guérison.

Marie G..., ménagère, 34 ans, entre à l'hôpital Pascal (annexe de Lourcine), pour une tumeur de la région épigastrique, datant de 8 mois, avec troubles digestifs et douleurs vives. Cette tumeur proémine surtout à gauche ; elle est mobile dans les mouvements respiratoires ; c'est un kyste hydatique du lobe gauche. Ponction aspiratrice ; 2 litres de liquide clair contenant de petites hydatides ; reproduction du liquide.

Opération, 30 novembre 1887. — Incision médiane sus-ombilicale verticale. Le kyste apparaît recouvert de tissu hépatique, sauf en bas où il proémine à nu vers la face inférieure. Ponction, 1 litre de liquide contenant des hydatides. On cherche à attirer la poche vers l'extérieur, elle se déchire. L'opérateur procède alors à l'énucléation comme pour un kyste de l'ovaire inclus dans le ligament large.

La dissection s'opère soit avec l'ongle, soit avec les ciseaux, les vaisseaux qui saignent sont hémostasiés au thermo-cautère. Une artère est liée, 4 plus petites seulement pincées. Après une incision au thermo-cautère d'une languette de foie épaisse de 2 centimètres, l'énucléation s'achève, et il reste une large échancrure dans le lobe gauche du foie. L'opérateur ferme cette brèche par une suture hépatico-hépatique, puis il fixe le foie par une suture hépatico-pariétale ; enfin un drain plonge jusque dans la partie de l'excavation hépatique qui n'a pas été fermée.

Suites simples. Température atteint 38°,5, et 38°,3 d'abord, mais revient bientôt aux environs de 37°,5. La malade se lève au bout d'un mois ; au milieu de janvier 1888, elle est complètement guérie ; elle conserve une cicatrice déprimée là où passait le drain.

OBSERVATION LXXII (INÉDITE)

M. le Dr PEYROT. Th. DEMARS, p. 81.

Enfant de 7 ans, chétif, tient à peine sur ses jambes tant il est débilité. Kyste hydatique datant d'environ 4 ans, saillant sous le rebord costal qu'il dépasse peu.

Pas de signes de suppuration. Incision parallèle au rebord costal ; le foie est d'abord suturé aux lèvres de la plaie, puis traversé dans une épaisseur de 6 à 7 millim. au bistouri. Pas d'hémorrhagie séreuse. Ouverture de la poche ; pas de vésicules secondaires. Lavage antiseptique ; pansement salolé. Après quelques accidents de rétention, l'amélioration devient manifeste ; et 3 mois après l'intervention il peut être considéré comme guéri.

OBSERVATION LXXIII

OWEN. *Société clinique de Londres*, décembre 1887. *Bull. médical*,
25 décembre 1887.

Jeune homme, 17 ans, dans la région épigastrique nodule dur du volume d'une noix, paraissant en connexion avec le lobe gauche du foie. M. Gould fit une incision, tomba sur un kyste développé dans l'épaisseur du lobe gauche, proéminant surtout en arrière et un peu en avant. Ponction du kyste, puis incision et suture de ses lèvres à celles de l'incision abdominale. Drainage de la cavité. Guérison complète en peu de temps.

D. — *Kystes postéro-supérieurs.*

Ceux-ci sont situés à la face convexe près du bord postérieur ou sur ce bord postérieur ; ils proéminent vers le thorax en soulevant le diaphragme et vers la paroi thoracique inférieure qui forme voussure et dont les espaces intercostaux s'élargissent considérablement. Ils peuvent en même temps soulever aussi le thorax en avant et bomber soit sous le rebord costal, soit dans la région épigastrique. On peut à la rigueur, dans ce cas, les opérer par la laparotomie antérieure et on trouvera plus loin une observation où M. le Dr Bouilly a suivi cette voie. C'est aussi la voie antérieure que préconise Landau (1) et il rapporte 4 succès dans 4 interventions. M. le professeur Lannelongue, à propos des abcès sus-hépatiques et sous-phréniques et de leur ouverture par la voie antérieure avec résection du rebord costal cartilagineux, dit que l'on pourrait également employer ce procédé pour ouvrir les kystes de la face convexe profondément développés.

Mais ce que disait le Dr Villaret à Landau pour les kystes postéro-inférieurs est aussi vrai pour les kystes postéro-supérieurs. Eux aussi, c'est par la partie postérieure qu'il faut les attaquer. En avant, en effet, on tombe sur le foie qu'il faut abaisser et maintenir abaissé par des sutures ; le kyste n'en reste pas moins difficilement accessible ; s'il se vide mal, il peut donner lieu à des accidents rapidement inquiétants. Donc la voie postérieure est préférable, mais elle devra traverser la cavité pleurale, et le diaphragme. Nous verrons que cela ne doit pas inquiéter et que l'opération par la voie *transpleuro-phrénique* est la méthode de choix pour les kystes postéro-supérieurs.

C'est à un Allemand encore que revient l'honneur d'avoir le premier suivi cette voie ; et c'est en 1879 qu'Israël (2), de Berlin, fit la première opération par la voie transpleurale et transpéritonéale qu'il appela

(1) LANDAU. *Société de médecine int. de Berlin*, 29 novembre 1886. *Semaine médicale*, n° 50, 1886, p. 511.

(2) ISRAEL. VIII° *Congrès des chirurgiens allemands*, 1879, Berlin. (*Verhand. der deut. Gesellsch. für chirurgie*, p. 17, 1879.)

l'incision transpleurale. Mais Israël procéda comme Volkmann pour la laparotomie : il réséqua un bout de côte de 2 centim., incisa la paroi et le feuillet pleural pariétal, puis il bourra la plaie de gaze iodoformée. 8 jours plus tard il incisa le diaphragme, puis gaze iodoformée ; 8 jours d'attente encore et 3e incision pour ouvrir le kyste. La méthode était bonne, mais le procédé en 3 temps mauvais.

Mais Genzmer de Halle (1), procéda mieux, il fit l'incision à travers thorax, plèvre, diaphragme en un seul temps. Il s'était créé de la place par de larges résections costales.

Bulau, de Hambourg (2), en 1885, répéta l'opération de Genzmer ; il incisa en un seul temps : mais le kyste s'était ouvert dans la plèvre, le malade mourut. A l'autopsie on trouva un autre kyste ouvert dans le canal hépatique.

Enfin, en Angleterre, M. Owen, en 1887, fit également l'incision transpleurale en un seul temps pour un kyste postéro-supérieur. Il obtint la guérison sans accident.

En France, c'est à M. le Dr Segond que revient l'honneur d'avoir employé le premier la méthode transpleuro-péritonéale. Elle lui a permis d'obtenir deux succès dont l'un dans un cas véritablement très grave. Maunoury pratiqua 2 fois aussi l'opération ; enfin tout récemment M. E. Bœckel, de Strasbourg, a publié un nouveau cas suivi de succès (3).

Manuel opératoire. — Le malade est placé dans le décubitus latéral gauche, on choisit soit la côte, soit l'espace intercostal. En effet M. Maunoury n'a pas fait de résection costale, en raison de l'écartement des espaces intercostaux. Il a pu mener à bien son opération. Tous les autres opérateurs ont fait la résection costale ; elle a l'avantage de donner de l'espace. Sans elle comment M. Segond aurait-il pu agir comme il l'a fait pour sa première malade ? Et puis, la poche ouverte, les côtes vont se rapprocher, se toucher peut-être, et fermer l'ouverture kystique. Donc la résection est préférable ; sans qu'il soit avantageux toutefois de faire plusieurs résections costales comme Genzmer. Il suffira de réséquer 2 au maximum, le plus souvent une

(1) VIIe Congrès des chirurgiens allemands. *Verhand. der deut. Gesellschaft für Chirurg.*, Berlin, 1879, p. 19.

(2) BULAU. *Centralblatt für Chirurgie*, 1885.

(3) E. BŒCKEL. *Gazette hebdomadaire*, n° 6, 1889.

côte. mais laquelle ? Normalement le foie remonte jusqu'au bord inférieur de la 5e côte : mais le kyste peut remonter jusqu'à la 3e, la 2e
côte et même à la première : on peut donc inciser à des hauteurs
variables et être assuré de tomber sur le kyste. E. Bœckel a choisi
la 8e côte, M. le Dr Segond la 9e ; l'un et l'autre ont réséqué la partie
moyenne de la côte sur une étendue de 6 cent. (Bœckel) ; 9 à 12 cent.
(Segond). On incise alors le périoste de la face interne, puis le feuillet
séreux. Ici M. le Dr Segond n'ayant pas trouvé d'adhérences a fait par
son aide presser de façon à maintenir les 2 feuillets appliqués l'un à
l'autre. M. E. Bœckel trouva un épanchement citrin dans la cavité
pleurale, il n'eut donc pas à l'empêcher de s'ouvrir; de même M. Maunoury trouva dans le 1er de ses deux cas des adhérences comme
M. Segond dans l'un de ses cas. Mais dans le 2e cas de Maunoury il n'y
avait pas d'adhérences, et l'opérateur s'apprêtait à fermer la communication avec la cavité pleurale quand il s'aperçut que la cavité n'a-
vait pas du tout tendance à s'ouvrir, de sorte que la précaution de
M. Segond devait être inutile. Et, en effet, la plèvre ne doit pas avoir
de tendance à s'ouvrir, pour deux raisons ; d'abord parce que à la
partie inférieure du cul-de-sac pleural les 2 feuillets sont normalement accolé l'un à l'autre, le diaphragme montant verticalement d'a-
bord, accolé contre la paroi ; en second lieu, il est d'autant mieux
appliqué contre cette paroi qu'il est refoulé en haut par la tumeur.
Donc il n'y aura guère d'inquiétude à avoir pour la plèvre même
s'il n'y a pas d'adhérences. Celles-ci d'ailleurs ne sont pas une sécurité ; elles existaient dans un des cas de M. Maunoury ; elles ont cédé,
il y a eu pénétration de liquide dans la plèvre et mort. Le diaphragme
incisé, on saisit ses 2 lèvres que l'on attire en dehors en les éversant,
puis on ponctionne le kyste, on l'évacue, l'ouvre, le draine, le
lave, etc., comme dans toute autre région.

L'une des observations de M. Segond montre que l'ouverture dans
les voies respiratoires n'est pas une contre-indication, pas plus que
l'ouverture dans les voies biliaires n'est une contre-indication à la
laparotomie.

OBS. LXXIV (LANDAU. *Société de médecine interne de Berlin,*
1er nov. 1886. *Semaine médicale,* n° 45, 1886). — Femme de 36 ans.
Orthopnée, palpitations, douleur de l'épaule droite. Tumeur hépatique simulant la voussure d'un hydrothorax. Le foie mis à nu, l'opérateur le luxe en

avant et en bas, et le suture le plus bas possible, puis passant à travers le foie il évacue une poche du volume d'une tête d'enfant, adhérente au diaphragme. Lavage avec une solution de sublimé à 1/5000. Guérison complète au bout de 11 semaines.

Obs. LXXV. — Femme 38 ans, cachectique, tumeur abdominale, hydrothorax double. Même opération ; mais la poche ne se vide pas complètement ; il y a d'abord des symptômes alarmants ; finalement guérison.

Obs. LXXVI. — Femme ; cas semblable aux précédents. Même opération, plus extirpation d'un kyste hydatique de la cuisse. Guérison.

Obs. LXXVII. — Même cas ; mais poche extrêmement volumineuse, même opération, guérison.

OBSERVATION LXXVIII

Owen. *Soc. clinique de Londres. Bulletin médical*, 23 décembre 1887.

Tumeur s'étendant de la 4e côte droite, jusque près de l'ombilic. Le poumon était fortement refoulé en haut. Le 14 février, Owen incisa le 8e espace intercostal puis la plèvre, le diaphragme très bombé. Le kyste apparaît ; ponction partielle ; la poche peut être alors attirée jusqu'à l'incision cutanée où on la fixe.

Quatre jours plus tard M. Owen ouvrit largement le kyste, le vida, le draina. Lavages quotidiens avec de l'eau chaude iodée.

Les parois du kyste s'éliminèrent peu à peu, et la guérison fut complète en très peu de temps.

OBSERVATION LXXIX (INÉDITE. RÉSUMÉE)

Recueillie par l'auteur dans le service de la Maternité, avec le bienveillant concours de son excellent collègue et ami CHAVANNES.

Kyste de la face supérieure du foie, soulevant le thorax. — Laparotomie par M. BOUILLY. — Guérison probable.

Mme X..., 38 ans. Kyste saillant à l'épigastre et soulevant la paroi thoracique antérieure. Le kyste date de 6 mois ; ou plutôt c'est il y a 6 mois que

la malade s'est aperçue de son existence. Entrée d'abord à Cochin, M. le
Dr Gouraud fait une ponction avec une seringue de Pravaz (qu'il remplit de
pus. État général mauvais, amaigrissement rapide, teint terreux. Dyspnée.
La malade passe à la Maternité où M. le Dr Bouilly l'opère le 9 février dernier.

Chloroforme, soins antiseptiques rigoureux. Incision verticale allant de
l'appendice xiphoïde jusqu'à la région ombilicale ; cette incision passe par
le point culminant de la tumeur. L'opérateur se demande d'abord s'il ne
devra pas réséquer l'appendice, pourtant cela ne fut pas nécessaire. La paroi
abdominale incisée, la tumeur apparait, entourée d'adhérences surtout à
droite et en bas. Elle refoule le foie en bas, le diaphragme en haut, le thorax
et l'appendice en avant. Ponction aspiratrice ; surprise, il ne s'écoule que du
quide transparent en petite quantité. La tumeur est saisie avec une pince
à kyste de l'ovaire, mais les parois très friables se déchirent ; issue de pus
avec hydatides secondaires plus ou moins volumineuses. C'est une de celles-ci
qui ponctionnée donne le liquide clair. La poche vidée est très grande (20 à
25 cent. de profondeur), mais elle revient très vite sur elle-même au point
de n'admettre plus qu'une grosse éponge. Lavages intérieurs avec la solution
de sublimé au 1/1000 ; une petite éponge, imbibée de solution de chlorure
de zinc (1/5) est promenée sur toute la surface du kyste.

Depuis l'opération la malade va très bien ; elle n'a pas de fièvre ; son état
général s'améliore ; localement sa poche se rétracte ; il y a lieu de croire à
une guérison.

Remarque. — Malgré la purulence et le voisinage des organes de la
cavité thoracique, il n'y a eu aucun retentissement sur ceux-ci. Aucun signe
ni fonctionnel ni physique ne permet de penser qu'il existe de la pleurésie.
Cela est fort heureux, mais il n'est pas hasardeux de penser que les choses
ne seraient pas longtemps restées dans cet état. Ce développement vers les
organes du médiastin et du thorax, avec la purulence de la poche, créait une
situation des plus périlleuses que l'intervention chirurgicale a sûrement et
rapidement fait cesser.

OBSERVATION LXXX (RÉSUMÉE)

M. SEGOND. III° *Congrès de chirurgie de langue française.*

Femme 29 ans, envoyée à M. le Dr Segond par le professeur Bouchard,
le 30 août 1887.

Les accidents hépatiques remontent à 1880. Le diagnostic kyste hydatique du foie est porté en 1881. En 1882, ponction aspiratrice : issue de 2 litres de liquide eau de roche. 2ᵉ ponction en novembre 1882, trois litres de liquide. Le mois suivant début d'accidents graves, d'amaigrissement rapide, indiquant suppuration. Vomique purulente en avril 1883. Amélioration passagère ; en mars 1884 nouvelle vomique purulente et bilieuse.

Répétition des accidents en février 1885 ; depuis lors la malade ne cesse de cracher du pus. Elle en était arrivée à un état si grave, si précaire, qu'il n'y avait pas d'incertitude à avoir sur une issue prochainement fatale.

Opération, le 12 septembre 1887. — Chloroforme difficile, dangereux en raison de l'état des poumons, décubitus latéral gauche.

Incision sur la 9ᵉ côte longue de 15 cent. ayant son milieu au niveau de la verticale de l'aisselle. Résection de 9 cent. de cette côte. Au cours de l'opération la 8ᵉ côte est aussi réséquée dans une étendue de 9 centimètres.

Incision du périoste sous-costal, puis de la plèvre dont les 2 feuillets sont unis par quelques adhérences ; incision du diaphragme ; le kyste apparaît. Éversement en dehors des 2 lèvres de l'incision diaphragmatique ; éponges, pour protéger l'abdomen ; ponction aspiratrice, liquide clair. Le kyste est incisé, ses deux lèvres fixées ; il est très grand et s'étend jusqu'auprès de l'*appendice xiphoïde* ; il contient la main étendue ; ses parois sont blanches, uniformément régulières.

Tout en haut il y a une petite surface où la percussion donne de la matité : et la palpation de la rugosité. C'est pour atteindre cette partie que M. Segond résèque la 8ᵉ côte. C'est une véritable caverne pulmonaire remplie d'un magma de pus, de bile, de crachats, de vésicules hydatiques plus ou moins altérées qu'une cuiller à soupe peut seule évacuer. Suture des lèvres du kyste aux parois cutanée, pleurale, diaphragmatique de l'incision, 2 drains pénètrent jusque dans la caverne pulmonaire.

Durée de l'opération, une heure et demie.

Suites simples ; cessation presque immédiate de l'expectoration de pus, et de bile, pendant 10 jours un peu de fièvre le soir, puis rapide amélioration. Actuellement (16 mars 1888), il n'y a plus de crachements de pus ou de bile ; une fistule persiste, mais les injections sont possibles dans sa cavité sans déterminer de toux, ce qui indique que la fistule broncho-hépatique est oblitérée.

J'ai revu cette malade le 12 février dernier, elle est remarquable de bel aspect de santé ; elle est très grasse ; elle porte encore une fistule assez profonde.

OBSERVATION LXXXI (RÉSUMÉE)

Dr SEGOND. IIIe *Congrès de chirurgie de langue française.*

Femme 37 ans, adressée au Dr Segond par le Dr Letulle. Kyste de la face convexe du foie ; début il y a 3 ans. Le foie déborde à peine les fausses côtes en avant ; en arrière il détermine une voussure très accusée du thorax. Ponction du kyste le 23 septembre 1887. 1 litre de liquide clair. Reproduction et probablement transformation purulente. Opération le 21 octobre 1887 à la Charité (service du professeur Trélat). Incision de 12 centim. sur la 9e côte à sa partie moyenne ; résection de 8 centim. de cette côte ; pénétration dans le cul-de-sac pleural ; pas d'adhérences. Un aide exerce une pression pour appliquer l'un à l'autre les feuillets. Incision du diaphragme, éversement en dehors des 2 lèvres maintenues par des pinces. Le kyste apparaît qui oscille avec la respiration. Ponction évacuatrice ; le liquide est purulent. Incision de la poche, suture aux lèvres cutanéo-séro-musculaires de la plaie ; évacuation des hydatides filles contenues dans la poche. Lavage à l'eau boriquée. Pansement et drainage.

Suites très simples ; température normale. Il persiste un trajet fistuleux (le 6 mars 1888), il est en bonne voie de se combler.

OBSERVATION LXXXII (RÉSUMÉE)

Dr MAUNOURY. IIIe *Congrès français de chirurgie,* 1888.

Jeune homme, 29 ans : double kyste hydatique du foie ponctionné 8 ans auparavant et considéré comme guéri. En 1886 récidive manifeste d'un de ces kystes.

La région sus-ombilicale est remplie par une masse mate ; c'est le foie refoulé. Le kyste saille en arrière ; ponction dans le 8e espace intercostal ; pus verdâtre et hydatides. Cachexie progressive.

Incision dans le 8e espace ; les 2 feuillets pleuraux sont adhérents et l'incision conduit directement dans le kyste qui est ouvert largement, vidé et lavé. 2 gros tubes : pas de sutures. D'abord bon résultat, puis ouverture spontanée de la plèvre, pleurésie septique, pneumothorax. Mort au bout de quelques jours.

Observation LXXXIII (résumée)

D' Maunoury. III° *Congrès français de chirurgie.*

Femme de 30 ans, névropathe. Kyste hydatique postéro-supérieur ; saillie du foie en avant à l'épigastre. Voussure du thorax en arrière et à gauche. Ponction dans le 10° espace intercostal ; 2 litres de liquide clair, et des milliers de tout petites hydatides. Réapparition du liquide, mais le kyste n'est toujours pas accessible par la paroi antérieure. Nouvelle ponction dans le 11° espace, la canule est d'abord bouchée par des hydatides, puis elle donne du liquide purulent. Reproduction du liquide ; aggravation de l'état général ; douleurs intolérables.

Opération ; incision dans le 10° espace largement dilaté. Les feuillets pleuraux n'adhèrent pas et cependant ils glissent l'un sur l'autre sans s'ouvrir. Maunoury incise alors partiellement l'épaisseur du diaphragme et avant d'aller plus loin il ferme la cavité pleurale en suturant ensemble au catgut la peau, la plèvre costale, la plèvre diaphragmatique et une petite épaisseur du muscle lui-même. Le reste du diaphragme est incisé ; la tumeur apparaît, ponction avec un gros trocart, évacuation d'un liquide blanc jaunâtre contenant des hydatides ; cette évacuation permet d'attirer légèrement la tumeur au dehors ; on l'incise et ses 2 lèvres sont suturées à la peau, sans résection, bien que celle-ci eût été possible ; mais la friabilité inspire en ce sens des craintes. Lavages antiseptiques. 3 drains de 26 centim. Pansement à la gaze iodoformée.

Suites très simples ; pas de fièvre, pas d'inflammation de la plèvre ou du poumon.

Le 8 mai (l'opération avait eu lieu au mois de février), la cicatrisation est complète, la malade quitte l'hôpital.

Observation LXXXIV

E. Bœckel (de Strasbourg). *Gazette hebdomadaire,* 8 février 1889, page 89.

Kyste hydatique suppuré du foie montant jusqu'à la 3° côte, incision directe après résection costale. — Guérison.

Mme H..., boulangère de Bischeim, âgée de quarante-huit ans, mère de quatre enfants, généralement bien portante, tombe malade en mars 1888.

P.   8.

Son médecin, le docteur Adam, constate une hypertrophie du foie avec péri-hépatite et légère jaunisse qui disparaît et revient à plusieurs reprises.

En juillet, elle éprouve de petits frissons suivis d'une fièvre continue et est obligée de s'aliter. Au commencement d'août il s'y joint un point de côté assez violent, elle se fait admettre à la maison des diaconesses, où le docteur Münch qui la prend en traitement constate un épanchement pleurétique à droite. Après plusieurs jours de traitement, voyant que la fièvre persistait, il fait une ponction avec la seringue de Pravaz et ramène de la sérosité avec des flocons de pus épais.

Le 14 août, je vois la malade avec le docteur Münch ; nous concluons à un empyème qui devra être opéré le lendemain.

État actuel. — La malade est pâle, très amaigrie, ne tousse pas. Le côté droit du thorax est dilaté. En arrière il est mat à la percussion jusqu'à l'omoplate. Souffle lointain en bas, absence de vibrations. En avant la matité très compacte part de la troisième côte et se confond avec celle du foie. Celui-ci descend très bas dans le ventre, nous supposons que c'est par refoulement. Son bord inférieur part du milieu des fausses côtes gauches, passe à deux travers de doigt au-dessous de l'ombilic et descend jusque près de la crête iliaque droite. Le foie est ferme, presque dur, peu douloureux à la pression. Le teint de la malade est jaunâtre, mais les sclérotiques ne sont pas ictériques ; l'urine n'est pas foncée ; néanmoins les selles sont décolorées, grisâtres ; la température monte tous les soirs au delà de 39 degrés jusqu'à 40°,2 ; le matin elle oscille entre 37° et 37°,5.

Opération. le 15 août 1888 avec les Drs Münch et Adam. Nettoyage de la peau, anesthésie, incision de 10 centim. sur le milieu de la septième côte droite. Résection de 6 centim. de cette côte. Avec la rugine, je déchire la plèvre vers l'angle postérieur de la plaie, mais au lieu de pus, il en jaillit à notre grand étonnement un litre et demi à deux litres de sérosité citrine, transparente. Les trois quarts antérieurs de la plaie laissent voir le foie recouvert par le diaphragme avec son centre aponévrotique. En introduisant l'index bien désinfecté en arrière dans la plèvre je reconnais que le foie remonte dans la cavité thoracique jusqu'au niveau de la troisième côte. C'est dans cet organe que doit se trouver le pus ramené par la ponction exploratrice, puisqu'il n'y en a pas dans la plèvre. J'y plonge donc une aiguille de Pravaz et la seringue se remplit instantanément de pus ; celui-ci suinte à côté de l'aiguille.

Avant d'aller plus loin, je vide bien la plèvre et j'essuie ses parois avec des bourdonnets de mousseline imbibés de sublimé et montés sur des pinces ;

puis, de peur que le pus n'y pénètre, je ferme l'ouverture de la séreuse avec des sutures perdues au catgut comprenant les muscles.

Alors seulement je plonge un bistouri dans le foie à travers le diaphragme ; il en jaillit un flot de pus à plus d'un mètre de distance et j'élargis l'ouverture de 5 centimètres. Le pus est mêlé de centaines de vésicules d'échinocoques depuis le volume d'un pois jusqu'à celui d'une noix ; sa quantité est évaluée à plus de deux litres. De droite à gauche une sonde pénètre à 14 centimètres de profondeur, dans le sens antéro-postérieur à 9 centimètres.

Je ramone alors l'intérieur de cette vaste cavité avec des bourdonnets de mousseline au sublimé et j'en ramène de grands lambeaux blanchâtres de la paroi kystique ; puis j'y place deux gros tubes. Suture de la plaie extérieure autour des tubes. Pansement.

Le soir de l'opération la malade se sent très soulagée, mais il faut déjà changer le pansement qui est imbibé de sérosité bilieuse.

17 août. Les tubes donnent issue à une forte quantité de sérosité et de mucosités bilieuses sans pus ; il faut les raccourcir parce qu'ils débordent la plaie. La malade se sent bien, n'a plus de fièvre, ses selles sont redevenues jaunes.

Le 22. Suppression des sutures et des tubes. La plaie fournit de la bile presque pure sans apparence de pus. La sonorité et le bruit respiratoire sont revenus dans le côté droit presque jusqu'en bas.

Le 25. Depuis deux jours un peu de fièvre causée par une petite collection purulente sous la partie postérieure de l'incision, qu'on fend d'un coup de bistouri.

Le 31. La plaie est presque fermée et ne donne plus de bile, mais il y a de nouveau un mouvement de fièvre qui fait monter le thermomètre le soir jusqu'à 39°,7. En auscultant la malade on découvre un foyer pleurétique en arrière et à droite : matité, souffle, pas de toux ni d'expectoration. L'appétit est conservé.

5 septembre. En faisant le pansement on voit sourdre un filet de pus d'un point de la plaie. La sonde cannelée y pénètre en haut et en arrière vers le foyer de la matité. J'élargis le trajet en y forçant le petit doigt et il s'en écoule 250 grammes de pus crémeux. Drainage. C'est probablement un abcès sous-pleural, plutôt que pleural.

A partir de ce moment la fièvre disparaît définitivement et la convalescence marche sans accrocs.

1er octobre. La malade rentre chez elle entièrement guérie, ayant repris des forces et de l'embonpoint.

12 novembre. Elle se présente en parfaite santé. Par la percussion je m'assure de l'état du foie ; il s'étend de la cinquième côte à un faible centimètre au-dessous du rebord des fausses côtes et ne dépasse plus la ligne médiane. Il a donc repris à peu près ses dimensions normales. La cicatrice forme un sillon fortement déprimé. Le bruit respiratoire s'entend de nouveau à droite dans toute la hauteur de la poitrine.

Obs. LXXXV et LXXXVI (Israel et Genzmer). — Résultats inconnus.

Obs. LXXXVII (Bulau, de Hambourg). — Mort de complication.

En résumé : 14 kystes postéro-supérieurs, 5 voie abdominale : 4 guérisons (Landau ; 1 résultat non définif (Bouilly).

9 voie transpleurale : 2 inconnus : Israël, Genzmer.

   —   —   2 morts : Maunoury, Bulau.

   —   —   5 guérisons : 2, Segond ; 1, Owen ; 1, Maunoury ; 1, Bœckel.

M. Bœckel pense que ces kystes postéro-supérieurs se développent souvent dans cette partie du bord postérieur du foie qui est dépourvue de revêtement péritonéal, de sorte qu'on pourrait les aborder en passant en haut et en avant (partie moyenne de la 7ᵉ côte) sans ouvrir la plèvre ni le péritoine. Trevl's (1) a observé un cas de rupture extra-péritonéale de la face convexe qui serait assez en accord avec cette opinion.

(1, *Bull. méd.*, nᵒ 86, 1887. p. 1384.

RÉCAPITULATION

Arrivé au terme de cette étude, et après avoir passé en revue les divers traitements des kystes hydatiques du foie, en nous étendant surtout sur ceux qui sont plus chirurgicaux ou plus efficaces, il nous reste à dire comment nous comprenons le traitement des kystes hydatiques du foie, vis-à-vis des 3 méthodes : ponction simple évacuatrice, ponction évacuatrice avec injection de sublimé ; incision large aseptique en un temps.

Or les kystes du foie sont ou *suppurés* ou *non suppurés*. S'ils sont suppurés, il n'y a pas d'hésitation pour nous, l'incision doit leur être appliquée le plus vite possible. Elle fera cesser les accidents, elle détournera les dangers, elle amènera la guérison.

Non suppurés, il y a lieu encore de les diviser en 2 catégories :

1° Ceux qui contiennent beaucoup d'hydatides filles.

2° Ceux qui n'en contiennent pas.

Pour ces derniers on pourra essayer une fois, deux fois au maximum la ponction simple ou mieux la ponction avec injection de sublimé. Si ces deux tentatives échouent l'indication est à la laparotomie. Pour les premiers c'est encore à la laparotomie aseptique que nous accorderions la préférence ;

Enfin nous nous sommes assez étendu sur les différentes variétés pour qu'il ne soit pas besoin que nous rappelions que le kyste antéro-inférieur réclame la laparotomie, médiane souvent, latérale quelquefois ; que le postéro-inférieur doit être ouvert par la voie lombaire ; le postéro-supérieur par la voie transpleuro-péritonéale postéro-latérale, et l'antéro-supérieur par la laparotomie antérieure le plus souvent latérale, avec *hépatotomie*, *hépatectomie* au besoin, mais jamais *énucléation*.

(1) *Bulletin médical*, n° 86, 1887, p. 1384.

CONCLUSIONS

Diagnostic.

Le diagnostic des kystes hydatiques du foie présente souvent de sérieuses difficultés.

La confusion a été faite avec diverses affections des organes du voisinage, épiploon, mésentère, rate, rein, poumon, ou avec des affections du foie lui-même, liquides ou non.

Certaines affections inattendues ont pu même simuler le kyste hydatique du foie; tels l'ascite, les abcès par congestion.

Mais c'est surtout avec le kyste de l'ovaire, d'une part, les épanchements pleuraux, d'autre part, que l'erreur a été commise, suivant que le kyste hépatique s'était développé à la face inférieure ou à la face supérieure de l'organe. La confusion avec le kyste de l'ovaire a été avantageuse, en appelant une intervention chirurgicale efficace; celle avec les épanchements pleuraux a été la cause d'accidents graves, mortels même de l'ordre septique; le traitement n'avait pas répondu à l'indication.

La ponction capillaire exploratrice peut déterminer des accidents : urticaire, suppuration; elle peut ne pas fournir de renseignements. Cependant elle peut être employée en l'entourant des plus minutieuses précautions antiseptiques.

L'auto-infection n'existe pas réellement.

L'examen clinique des urines peut fournir des renseignements de grande valeur au point de vue du diagnostic.

Le diagnostic de la suppuration est en général facile.

Traitement.

Trois méthodes de traitement restent seules en présence :

1° La ponction simple évacuatrice ;

2° La ponction évacuatrice avec injection de sublimé (Bacelli-Debove;

3° La large incision primitive, aseptique.

Ces trois méthodes ne s'excluent pas, mais elles répondent à des indications différentes.

En effet, les kystes sont ou bien *non suppurés* avec vésicules filles, sans vésicules filles.

Ou bien *suppurés*.

(a) Le kyste n'est pas suppuré, il ne contient pas de vésicules filles ; la ponction simple pourra être essayée, une ou deux fois au maximum. Elle devra être aseptique, et évacuatrice. Il vaudra mieux employer la ponction avec injection de sublimé.

(b) Le kyste n'est pas suppuré, il contient des vésicules filles en quantité, il faudra préférer aux deux procédés précédents, inefficaces, la large incision.

(c) Le kyste est suppuré. Il y a alors indication absolue en faveur de l'incision large, aseptique.

L'ouverture dans les voies aériennes ou biliaires n'est pas une contre-indication.

Le mode d'intervention sanglante varie suivant la situation du kyste.

Pour le kyste *antéro-inférieur*, c'est la laparotomie antérieure médiane, si la tumeur est très grosse, latérale, si elle est modérée.

Pour le kyste *postéro-inférieur*, c'est l'incision lombaire qu'il faut employer.

Pour le kyste *antéro-supérieur* on aura recours à la laparotomie latérale, sauf le cas où la tumeur se serait développée exactement sur la ligne médiane. L'énucléation ne doit pas être faite ; la résection hépatique peut être faite dans certaines conditions. Enfin la *voie transpleurale* convient seule au kyste *postéro-supérieur*.

La division des kystes hydatiques du foie en ces quatre variétés, est exacte au point de vue anatomique, avantageuse au point de vue clinique ; elle doit être conservée au point de vue opératoire.

TABLE DES MATIÈRES

IMPRIMERIE LEMALE ET Cⁱᵉ, HAVRE